Ramata Yakaré TRAORE

Conhecimentos, atitudes e práticas de prevenção da população

Ramata Yakaré TRAORE

Conhecimentos, atitudes e práticas de prevenção da população

Zona de saúde Baco-Djicoroni

ScienciaScripts

Imprint
Any brand names and product names mentioned in this book are subject to trademark, brand or patent protection and are trademarks or registered trademarks of their respective holders. The use of brand names, product names, common names, trade names, product descriptions etc. even without a particular marking in this work is in no way to be construed to mean that such names may be regarded as unrestricted in respect of trademark and brand protection legislation and could thus be used by anyone.

Cover image: www.ingimage.com

This book is a translation from the original published under ISBN 978-620-6-70691-5.

Publisher:
Sciencia Scripts
is a trademark of
Dodo Books Indian Ocean Ltd. and OmniScriptum S.R.L publishing group

120 High Road, East Finchley, London, N2 9ED, United Kingdom
Str. Armeneasca 28/1, office 1, Chisinau MD-2012, Republic of Moldova, Europe
Printed at: see last page
ISBN: 978-620-7-95172-7

Conteúdo

Homenagem ao Dr. Mamadou B Coulibaly

Caro Mestre,

Partiste antes de nós, demasiado cedo, e recordas-nos que a nossa vida aqui é uma coisa pequena. Estou muito feliz por ter partilhado consigo uma parte da sua vida. Tinha a arte de cultivar a excelência e inspirou-nos a amar ainda mais a investigação. Eras um verdadeiro pilar para a tua família e para os teus colegas. A tua partida deixa um vazio no coração de todos aqueles que trabalharam contigo. No dia a dia, eras o homem certo para o trabalho. Sei que este texto não será capaz de exprimir tudo o que te quero dizer, mas gostaria que todos os que tiverem a oportunidade de ler este livro saibam que foste um grande homem e um grande investigador que serviu o mundo e o Mali em particular.

Descanse em paz Le Génie

DEDICATÓRIAS E AGRADECIMENTOS

DEDICACES

A Deus Todo-Poderoso e Misericordioso!

Por me ter guiado e dado a força e a coragem necessárias para levar a cabo este modesto trabalho.

Obrigado pela graça que me concedeste, concede-me a tua bênção para que eu seja sábio, para que os meus dias se multipliquem e os anos da minha vida aumentem em paz, para melhor te louvar.

Ao profeta Mohamed (que a paz esteja com ele).

Que a paz e as bênçãos de Deus estejam convosco e com os vossos companheiros. O nosso respeito e gratidão por tudo o que fizeste pela humanidade.

Dedico este trabalho :

Ao meu pai Tiémoko Dialla TRAORE

Mais do que um pai, és um modelo para mim; és aquele que sempre se esforçou por colocar os seus filhos nas melhores condições possíveis. Nunca te poderei agradecer o suficiente. Deste-me tudo na vida; tudo o que sou hoje devo-o a ti. Sempre quiseste que eu fosse médico como a tua irmã, a minha homónima (que ela descanse em paz), e bem, estou quase lá, pai. Obrigado pelo teu apoio, conselhos, encorajamento e por tudo o que fazes pelos meus filhos. Este trabalho é vosso devido às vossas imensas qualidades de pai. Que Deus Todo-Poderoso te conceda uma vida longa e saudável. Amo-te de todo o meu coração.

Para a minha mãe Coumba COULIBALY

A mais doce e maravilhosa de todas as mães. Sempre acreditaste em mim, mãe, e lutaste tanto para que eu fosse o que sou hoje. Estou eternamente em dívida para contigo pela coisa mais importante de todas: a vida. Já passaste por tanta coisa no passado, mas sempre conseguiste levantar-te e seguir em frente. Hoje, a tua paciência e os teus esforços valeram a pena; estás nas melhores condições possíveis, graças à graça de Deus. Vejo em ti o espírito de luta e farei tudo o que puder para ser como tu.

Obrigada por todos os vossos conselhos, que me permitiram ser digna em tudo o que faço e manter sempre a cabeça erguida em qualquer situação. Obrigado por terem feito dos meus filhos os vossos. Este trabalho também é vosso; que Deus vos dê uma vida longa e saudável! Amém!

Para o meu marido Dr. Mody KOUMA

Apoiaram-me tanto nos meus estudos; foi também graças a vocês que cheguei a esta fase. O amor, a paciência e a calma que sempre me demonstraram encorajaram-me a prosseguir com este trabalho. Que Deus nos permita realizar todos os nossos sonhos e que a nossa união seja preservada. Obrigada por tudo.

Ao meu irmão Abdoulaye Fadiala TRAORE

Sendo o único filho, sempre tomaste conta de toda a família. Peço a Deus que te mantenha em boas relações com os teus colegas em França e que te mantenha connosco durante muito tempo.

Obrigado por estarem presentes apesar da distância.

Às minhas irmãs Fatoumata Fily TRAORE; Aminata Sokona TRAORE e Oumou Tiémoko TRAORE

Sempre me apoiaste nas minhas escolhas e encorajaste-me a fazê-las, e não consigo dizer-te o respeito e o amor que te tenho. Deste-me tudo na vida, obrigado. Esta obra é o fruto da nossa fraternidade. Que o bom Deus continue a trabalhar nas vossas vidas.

Aos meus filhos Bréhima KOUMA e Tiémoko KOUMA

É para te ver ter sucesso que eu luto todos os dias da minha vida; tu és a minha alegria de viver. A tua chegada a este mundo deu-me a oportunidade de mostrar a todos que ter um filho não é um obstáculo ao sucesso escolar. Ter-vos como filhos enche o meu coração de orgulho; vivam os meus bebés; continuem a ser assíduos na escola; mantenham a educação que vos dou e sigam sempre o caminho certo. Amo-vos a todos.

PARA O FALECIDO BAKARY CAMARA

Depois do bacharelato, apenas dois de nós queríamos ir para a faculdade de medicina com o objetivo de um dia nos tornarmos médicos, mas não conseguimos passar o numerus clausus juntos, pelo que o destino quis que continuássemos a nossa viagem juntos até ao vosso último dia. Para além de colegas de turma, eras a minha melhor amiga. No sexto ano, perdi-te para sempre na sequência de um acidente de viação; a dor ainda me acompanha, mas vivo com ela e rezo ao bom Deus para que te acolha no seu vasto paraíso e para que a tua alma descanse em paz eterna. A Deus, meu melhor amigo Bassaro!

Agradecimentos

Aos meus tios: Makan TRAORE e Sadio Mady TRAORE

Meus segundos pais, obrigado por todos os vossos conselhos, encorajamentos e pelo vosso amor por mim. Esta tese também é vossa.

Para as minhas tias : Fanta MINTA, Rokia SOW, Fatim KEITA

Gostaria de expressar a minha mais profunda gratidão a todas vós, queridas tias, pelas vossas generosas bênçãos para cada um de nós neste trabalho.

Aos meus primos: Makan TRAORE, Mariam Fily TRAORE, Hawa Nahan TRAORE, Mariam TRAORE, Mohamed Fadiala TRAORE, Fatim KEITA, Lountandy KEITA, Haby MARIKO, Adiara Yakaré TRAORE, Ousmane TRAORE.

Obrigado a todos vós pelo vosso encorajamento e pelos bons momentos que passámos juntos.

Aos meus amigos de infância: Oumou DIARRA, Nana SAMAKE, Rokia DIARRA, Mariam BALLO.

Os verdadeiros amigos reconhecem-se sempre nos momentos difíceis. Em muitas circunstâncias, provaram-me que, para além da amizade, são irmãs. Sem vós, nunca teria podido levar a cabo esta obra. Ela é vossa. Estejam certas da minha eterna lealdade. Que esta fraternidade permaneça entre nós para que os nossos mais queridos desejos se realizem. Ámen!

Aos meus sogros

Esta tese é sinceramente dedicada a todos vós, velhos e novos, que fazem ou fizeram parte desta família. Aqui ficam os meus mais sinceros agradecimentos.

Para a família TRAORE: Dr. Sanachi TRAORE e Dr. Nansa KANTE

A vossa ajuda foi preciosa para a realização deste trabalho. Que Deus vos conceda uma vida longa e saudável. Muito obrigado.

Ao meu grupo de apresentação: Dr. Adama DOUMBIA, Dr. Boubacar DIALLO, Dr. Ousmane DIANE, Dr. Cheickna Hamala TEMBELY, Dr. Daouda GOITA, Aminata FOFANA.

Ensinaram-me a estudar mais; a competição entre nós no grupo e o nosso desejo de nos superarmos sempre permitiu-nos perseverar no nosso trabalho, fazer melhor e estar entre os melhores da nossa turma. Aceitem a minha sincera gratidão.

Aos meus amigos: Dr.ª Lalla Mariam CISSE, Dr.ª Fatoumata KASSE, Dr.ª Nansa

KANTE, Dr. Moussa KONATE, Baba Elhaj CISSE, Dr.ª Kourédja DIAKITE.
Tornaste a minha vida na universidade muito mais fácil. Obrigada por todos os momentos de partilha. Que Deus vos proteja.

Para a minha colega de turma: Aminata FOFANA
Meu colega de turma incondicional que se tornou meu confidente e melhor amigo ao longo dos anos, sempre me levaste no teu coração e sempre estiveste presente nos bons e maus momentos. Nunca serei capaz de te agradecer o suficiente por tudo o que fizeste por mim. Que o Todo-Poderoso te pague cem vezes mais e te dê uma vida longa.

A todo o pessoal do Cscom de Baco-Djicoroni
Obrigado por tudo.

À população de Baco-Djicoroni
Obrigado pela sua contribuição para o êxito deste projeto.

A todo o pessoal da Target Malaria
Do diretor aos guardas de segurança, especialmente ao Dr. Sidy Doumbia, obrigado pelo acolhimento caloroso e pelo respeito que me demonstraram.

A todo o pessoal do serviço de saúde pública
Obrigado pelo vosso apoio na realização deste trabalho. Gostaria também de agradecer sinceramente a Bakara DICKO por tudo.

A todo o pessoal docente da FMOS
É com grande prazer que tenho esta oportunidade de vos exprimir a minha gratidão. O vosso ensino dedicado permanecerá uma memória preciosa que guiará a minha vida profissional.
Com os melhores cumprimentos
Mais do que uma escola de medicina, para nós é uma escola para a vida.

Para o meu belo país: MALI
Nestes momentos difíceis que estão a atravessar, fazem-me, no entanto, experimentar esta emoção e esta alegria que me dilatam o coração. Espero que estas crises nunca abalem os vossos alicerces.
Deus vos abençoe!

ᵉNa classe 11 numerus clausus
Obrigado por todos os anos maravilhosos que passámos juntos.

A todos aqueles que não mencionei
Lamento imenso, mas nenhum trabalho humano pode ser perfeito. Guardo todos e cada um de vós no meu coração.

Capítulo 1

INTRODUÇÃO

1. Introdução

A malária é causada por parasitas do género *Plasmodium* transmitidos por mosquitos fêmeas pertencentes ao género Anopheles [1]. Existem muitas espécies de *Plasmodium* (mais de 140), que afectam várias espécies animais, cinco das quais são normalmente encontradas na patologia humana: *P. falciparum, P. vivax, P. malariae, P. ovale* e *P. knowlesi* [2]. Destes, *o P. falciparum* e *o P. vivax* têm a prevalência mais elevada, enquanto *o P. falciparum* é o mais perigoso. *O P. knowlesi* é uma espécie zoonótica que também pode infetar os seres humanos [1].
Em 1992, a Organização Mundial de Saúde (OMS) declarou em Amesterdão que o paludismo é uma grande ameaça para a saúde e um obstáculo ao desenvolvimento socioeconómico dos indivíduos, das comunidades e das nações [3].
A prevenção é uma componente importante da luta contra a malária. Centra-se no controlo dos vectores, na quimioprevenção e no tratamento preventivo intermitente. O controlo dos vectores é o principal meio de prevenir e reduzir a transmissão da malária. Se houver uma cobertura suficiente de intervenções de controlo dos vectores numa determinada área, toda a comunidade estará protegida. A OMS recomenda um controlo eficaz dos vectores para proteger as populações em risco de contrair a malária. Duas estratégias de controlo de vectores em grande escala recomendadas pela OMS são eficazes em muitas situações: os mosquiteiros tratados com inseticida (MTI) e a pulverização residual intradomiciliária (PRI). A pulverização com inseticida e os mosquiteiros tratados com inseticida demonstraram ser eficazes na redução da morbilidade e da mortalidade por paludismo até certo ponto [4].
O controlo vetorial no Mali é orientado pela estratégia nacional de controlo vetorial dirigida pelo Programa Nacional de Controlo do Paludismo (PNLP). Esta estratégia baseia-se na cobertura universal com redes mosquiteiras tratadas com inseticida de longa duração (REMILD), no reforço das capacidades, na aplicação da pulverização residual interna (PRI) nos distritos visados, na gestão da resistência aos insecticidas e na colaboração com o sector privado. O plano estratégico 2018-2022 tem por objetivo proteger 80% da população visada pela pulverização residual intradomiciliária, tratar 95% dos criadouros de mosquitos e incentivar a utilização regular de MILDA por 80% da população em risco até

2022 [5].
Os mosquiteiros tratados com inseticida (MTI) ajudam a reduzir o contacto entre os seres humanos e os vectores, graças à barreira física que criam e ao seu efeito inseticida. O acesso geral e a utilização generalizada na comunidade significam que um grande número de mosquitos pode ser morto, proporcionando uma melhor proteção à população [6].
A pulverização residual de interiores é outra forma altamente eficaz de reduzir rapidamente a transmissão da malária. A pulverização residual em recintos fechados é utilizada, geralmente uma ou duas vezes por ano. Mas para conseguir uma proteção significativa da comunidade, é necessário um elevado nível de cobertura [6].
A malária também pode ser prevenida com medicamentos anti-maláricos. Os viajantes podem proteger-se com a quimioprofilaxia, que suprime a fase sanguínea da infeção pelo paludismo, impedindo o aparecimento da doença. Desde 2012, a OMS recomenda a quimioprevenção do paludismo sazonal como estratégia complementar de prevenção do paludismo na sub-região do Sahel, em África [7].

Capítulo 2

QUESTÕES

2 Questões

Em 2021, estima-se que haverá 247 milhões de casos de malária em todo o mundo, a maioria dos quais (228 milhões ou 95%) em África. O número de mortes devidas ao paludismo está estimado em 619 000 para o ano de 2021, das quais (602 000 ou 96%) serão em África. A nível mundial, as crianças com menos de cinco anos são as mais vulneráveis à malária. São responsáveis por 80% das mortes relacionadas com a malária [8].

Tal como a maioria dos países da África subsariana, o paludismo é a principal causa de mortalidade e morbilidade no Mali [9].

No Mali, a taxa de incidência do paludismo em 2022 é de 172 por 1000, de acordo com o software de informação sanitária distrital (DHIS2). Um inquérito sobre conhecimentos, atitudes e práticas é um estudo representativo realizado junto de uma determinada população para identificar conhecimentos (K), atitudes (A) e práticas (P) sobre um assunto específico. É um instrumento estratégico para identificar as necessidades educativas de um grupo-alvo específico. Desenvolve-se em torno de três pontos, nomeadamente o nível de conhecimentos, as atitudes que motivam o comportamento e as práticas de prevenção e de gestão das populações-alvo [10]. O objetivo desta análise qualitativa é desenvolver conceitos que nos permitam compreender fenómenos e comportamentos de grupo na luta contra o paludismo. Utilizámos também uma análise quantitativa para recolher informações sociodemográficas, conhecimentos, atitudes e práticas da população; o objetivo desta análise quantitativa é verificar até que ponto as informações e as hipóteses podem ser generalizadas e deduzir conclusões estatisticamente mensuráveis.

Embora as estratégias técnicas sejam medidas físicas de prevenção, os conhecimentos, as atitudes e as práticas das populações em risco também podem desempenhar um papel na prevenção da doença. Um estudo efectuado em Ouéléssébougou sobre os conhecimentos, as atitudes, as práticas e a morbilidade do paludismo entre as mulheres grávidas e as crianças dos 0 aos 5 anos constatou que a população reconhecia bem os sintomas do paludismo. Recorrem em primeiro lugar ao CsCom. Este estudo também mostrou que a malária continua a ser o principal problema de saúde pública, sendo a principal causa de consultas no centro de saúde, e que as redes mosquiteiras raramente eram utilizadas corretamente [11]. Num outro estudo, desta vez realizado em

Niamakoro (um distrito periurbano de Bamako), verificou-se que as pessoas eram capazes de reconhecer os sintomas e o modo de transmissão do paludismo (as picadas de mosquito foram as mais frequentemente mencionadas pelos participantes) e que os mosquiteiros eram o meio mais utilizado para prevenir o paludismo [12].

Este conhecimento pode permitir que as populações envolvidas adoptem melhores atitudes e práticas em relação à doença, tais como visitar os centros de saúde quando os sinais de malária são conhecidos. É com este objetivo que o presente estudo se propõe realizar um estudo CAP no distrito de Baco-Djicoroni.

O distrito de Baco-Djicoroni é composto por 6 sectores. Em dois dos seis sectores, nomeadamente ACI (Agence de Cession Immobilière) e Golf, a maioria da população tem um rendimento médio a elevado, enquanto nos outros 4 sectores (Hèrèmakono, Plateau, Dougoukoro e Sokoura) a maioria da população tem um rendimento baixo.

Por várias razões, muitas famílias destas zonas não trazem os seus doentes ao centro de saúde comunitário. Isto pode ser explicado pelo facto de as pessoas não terem os conhecimentos, atitudes e práticas necessários para lidar com a malária, especialmente no que diz respeito à prevenção. Dada a elevada taxa de consultas sobre o paludismo na área sanitária de Baco-Djicoroni, é importante investigar os níveis de conhecimentos, práticas e atitudes da população da área relativamente às medidas preventivas contra a doença.

Se esta população estiver bem informada sobre a utilidade das medidas de prevenção da malária e se as praticar corretamente, poderá reduzir consideravelmente a taxa de transmissão da malária nesta população.

Por conseguinte, a hipótese deste estudo é que os níveis de conhecimentos, práticas e atitudes das populações da área sanitária de Baco-Djicoroni não contribuem para a prevenção do paludismo.

O objetivo deste estudo é avaliar os níveis de conhecimento, atitudes e práticas das pessoas na área de saúde de Baco-Djicoroni relativamente às medidas de prevenção da malária.

- Justificação da escolha do estudo

É importante estudar o comportamento, a perceção e/ou a atitude dos indivíduos em relação à malária. São estes os factores que determinarão o resultado da doença: recuperação, agravamento, morte. De acordo com a OMS, o número de casos era de 59 por 1000 habitantes expostos ao risco de paludismo em 2020. Em 2020, o número de mortes devidas ao paludismo foi estimado em 15,3 por 100.000 habitantes expostos [13]. A taxa de prevalência do paludismo no Mali é de 19% [9].

A doença afecta cruelmente o corpo, bem como outros aspectos da vida. Por esta razão, seria sensato estudar formas e meios de prevenção. No Mali, não podemos falar de doença sem olhar para a malária, que é um grande flagelo. Esta doença constitui uma ameaça para o desenvolvimento do país. Isto é tanto mais verdade quanto os períodos de invalidez e de morte prematura que provoca diminuem consideravelmente a mão de obra do país. Assim, torna-se imperativo refletir sobre os meios atualmente utilizados para combater este flagelo. Apesar dos numerosos estudos efectuados sobre o paludismo no Mali, este continua a ser galopante e a causar enormes prejuízos. Mais de 54,4% das pessoas ainda recorrem à auto-medicação para tratar o paludismo sem recorrer a um profissional de saúde [14].

Com o objetivo específico de contribuir para reduzir ou travar o aumento de novos casos, seria importante realizar um estudo aprofundado, a vários níveis do sector social e económico, sobre os conhecimentos, as atitudes e as práticas da população em relação a este flagelo. A população de Baco-Djicoroni tem origens muito diversas.

Assim, na luta contra a malária, existe a possibilidade de um tratamento curativo, que pode dar resultados conclusivos. No entanto, dado o carácter recorrente da doença e o atual nível de resistência do germe aos produtos químicos, o tratamento preventivo seria a melhor solução. O objetivo deste estudo é avaliar os conhecimentos, as atitudes e as práticas comportamentais das pessoas relativamente à prevenção da malária. Para o efeito, o estudo incidiu sobre os habitantes do nosso local de residência, Baco-Djicoroni.

Capítulo 3

OBJECTIVOS

3. Objectivos

3.1.1 objetivo geral

Avaliar os conhecimentos, as atitudes e as práticas de prevenção da malária na comunidade de Baco-Djicoroni.

3.1.2 objectivos específicos

- Descrever as caraterísticas sócio-demográficas dos participantes;
- Descrever o nível de conhecimentos da comunidade Baco-Djicoroni sobre a prevenção da malária;
- Descrever as atitudes e as práticas da comunidade Baco-Djicoroni em matéria de prevenção da malária;
- Identificar as fontes de informação sobre a prevenção do paludismo na comunidade de Baco-Djicoroni.

Capítulo 4

QUADRO TEÓRICO

4. Quadro teórico ou abordagem concetual

4.1 Definição de conceitos

Malária: é uma doença fatal causada por um parasita do género *Plasmodium* transmitido pela picada de um mosquito fêmea do género Anopheles, o "vetor da malária". A doença pode ser prevenida e curada [6].

CAP: um CAP é um estudo representativo realizado numa população específica para identificar os conhecimentos (C), as atitudes (A) e as práticas (P) de uma população sobre um tema específico [10].

Conhecimento: o facto ou a forma de conhecer [15].

Atitude: modo de se comportar, comportamento que corresponde a uma disposição [16].

Prática: atividade voluntária destinada a obter resultados concretos (por oposição à teoria) [17]. **Zona de saúde**: unidade geográfica de base com uma população mínima de cinco mil (5.000) habitantes e que constitui a área de implantação e de funcionamento de um centro de saúde comunitário; é determinada por consenso entre as comunidades interessadas [18].

Prevenção: é o conjunto de acções, atitudes e comportamentos que visam evitar a ocorrência de doenças ou lesões ou manter e melhorar a saúde [19].

4.2 Epidemiologia da malária

A malária é, de longe, a doença parasitária tropical mais importante do mundo, fazendo mais vítimas do que qualquer outra doença transmissível, com exceção da tuberculose.

O paludismo é, de longe, a doença parasitária tropical mais importante do mundo, ceifando mais vidas do que qualquer outra doença transmissível na África Subsariana, sendo responsável por mais de 90% de todos os casos. A mortalidade causada pela malária é particularmente elevada entre as crianças.

Em muitos países, os programas de controlo da malária tiveram um êxito notável, mas o seu abandono a favor dos cuidados de saúde primários e o aparecimento de resistência aos insecticidas nos mosquitos levaram a um ressurgimento da doença e a novas epidemias. Além disso, surgiram estirpes de *Plasmodium falciparum* resistentes à cloroquina.

A epidemiologia da malária depende de três factores:

- a presença de pessoas com malária, uma vez que os seres humanos são o único reservatório de parasitas da malária
- a presença de insectos vectores (anopheles) e de água onde as larvas se

desenvolvem

- uma temperatura média de 15°C ou superior, um fator essencial para o ciclo sexual dos parasitas Anopheles [20].

4.3 Vetor da malária

Os principais vectores da malária no Mali são os complexos *Anopheles gambiae s.l.* e *Anopheles funestus s.l.* [21]. Anopheles é um género de mosquitos da ordem Diptera, família Culicidae e subfamília Anophelinae [22]. Das mais de 500 espécies conhecidas de Anopheles, cerca de cinquenta são capazes de transmitir o Plasmodium [23].

A distribuição dos anofelinos no mundo é muito mais extensa do que a da malária, daí a noção de "anofelismo sem malária".

No Mali, os membros do complexo *An. gambiae s.l.* e *An. funestus* transmitem o paludismo entre as 18h00 e as 06h00 da manhã. O seu tempo de vida médio é de cerca de um mês. O nível de infeção pode variar de uma a mil picadas infectantes por pessoa e por ano [24] (Figura 1).

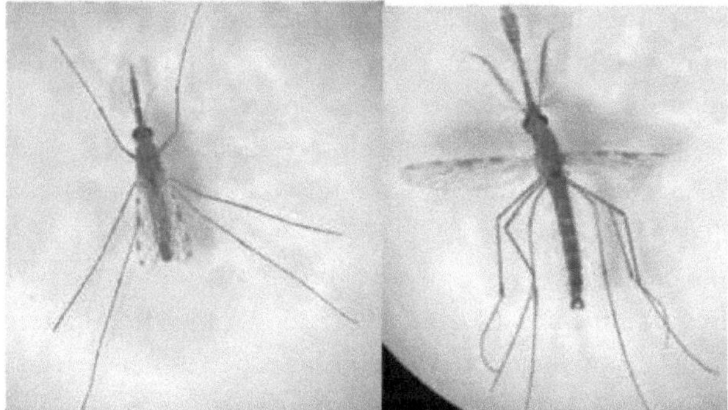

Figura 1 : Adultos de *An. gambiae s.l.* Fêmea (esquerda) e macho (direita) (**fonte:** Laboratório de Genética e Genómica de Vectores /MRTC)

4.4 Agente patogénico

A malária é causada por um parasita protozoário, o *Plasmodium*. Existem muitas espécies de *Plasmodium* que infectam várias espécies animais, mas apenas cinco são encontradas na patologia humana: *P. falciparum*, *P. malariae*, *P. ovale*, *P. vivax* e *P. knowlesi*. O P. knowlesi parasita geralmente sinais (macacos) no Sudeste Asiático e foi recentemente transmitido aos seres humanos[25].

- *Plasmodium falciparum* :

O P. falciparum é o mais difundido em todo o mundo, desenvolve mais resistência aos medicamentos antimaláricos e é responsável por formas clínicas graves e potencialmente fatais[26]. É responsável pela febre maligna de terceiro grau. Noventa e cinco por cento (95%) dos casos de malária em todo o mundo são devidos ao *P. falciparum*[25]. O período de incubação é de 7 a 15 dias (frequentemente 10 a 12 dias) [26]. É responsável por 99% dos casos de paludismo em África [24].

- *Plasmodium vivax* :

Responsável pela febre benigna de terceiro grau, está mais amplamente distribuída do que *a P. falciparum*, exceto na África subsariana. Predomina nas Américas (64% dos casos). Não é tão inofensiva como algumas pessoas pensam: foram notificadas formas graves, mesmo fatais, na Índia e na Amazónia [24]. O período de incubação é de 12 a 18 dias [26]. A esquizogonia eritrocítica ocorre a cada 48 horas. Observa-se uma terceira febre. Esta última é geralmente benigna. No entanto, existe a possibilidade de recaídas tardias que duram de três a cinco anos [27].

- *Plasmodium ovale* :

Ocorre na África intertropical e em certas regiões do Pacífico. Tal como *o P. vivax*, com o qual se assemelha muito, é responsável por uma febre de terceiro grau benigna [2]. Tem um período de incubação de 12 a 18 dias [25]. Tem um curso benigno mas, tal como o *P. vivax*, podem ser observadas recaídas tardias (5 anos). Esquematicamente, diz-se que a *P. ovale* substitui a *P. vivax* onde esta última espécie não existe [2]. É composto por 2 subespécies*: P. ovale curtisi e P. ovale wallikeri*, descritas em 2011 na África Central, e continua a ser menos perigoso do que *o P. falciparum* [28].

- *Plasmodium malariae* :

Ocorre em três continentes (África, Sudeste Asiático e América do Sul) de forma muito mais esporádica. Difere de outras espécies em vários aspectos:

- Período de incubação mais longo (15 a 21 dias),
- Uma periodicidade diferente da febre (ciclo eritrocitário de 72 horas responsável pela febre quartã)
- E, sobretudo, a sua capacidade de provocar recaídas muito tardias (até 20 anos após o regresso da zona endémica). Os mecanismos fisiológicos responsáveis por estas recaídas tardias ainda não estão totalmente elucidados. Alguns sugerem a presença de merozoítos latentes no trato linfático. A infeção é benigna, mas *a P. malariae* pode por vezes provocar complicações renais [2].

- *Plasmodium knowlesi* :

Ocorre em zonas florestais do Sudeste Asiático. É morfologicamente semelhante à *P. malariae*. Difere das outras espécies pelo facto de ter um ciclo eritrocítico de 24 horas, o que provoca uma febre diária. Existem raras formas graves, mesmo fatais, com elevada parasitémia. Até à data, não foi observada qualquer quimiorresistência nesta espécie [2]. A evolução é potencialmente grave e a infeção deve ser tratada da mesma forma que o *P. falciparum* [24].

4.5. Epidemiologia da malária no Mali

Desde 2016-2017, as orientações técnicas da OMS recomendam a utilização da estratificação do risco de malária para melhor orientar a intervenção de controlo da malária.

A estratificação do risco da malária é definida como a classificação de áreas geográficas de acordo com factores epidemiológicos, entomológicos, ambientais e socioeconómicos que determinam a suscetibilidade e a vulnerabilidade à transmissão da malária. Cada estrato definido é composto por distritos sanitários com padrões de incidência de paludismo semelhantes.

O risco de paludismo foi estratificado de acordo com a heterogeneidade espacial da incidência do paludismo, a prevalência do paludismo em crianças com menos de 5 anos, a distribuição da resistência dos vectores, o acesso a instalações de saúde, a mortalidade infantil e a sazonalidade da transmissão do paludismo. A orientação das intervenções de controlo da malária foi discutida com o Programa Nacional de Controlo da Malária e os vários parceiros financeiros.

Entre 2017-2019, a incidência mediana nos 75 distritos sanitários foi de 129,34 casos por 1.000 pessoas-ano (desvio padrão = 86,48) [29]. A estratificação do risco identificou 12 distritos sanitários na zona de transmissão muito baixa, 19 na zona de transmissão baixa, 20 na zona de transmissão moderada e 24 na zona de transmissão alta. Nas zonas de transmissão elevada, observou-se um acesso deficiente às instalações de saúde e uma maior resistência dos vectores aos insecticidas padrão. Foram selecionadas oito combinações de intervenções para implementação, utilizando a estratificação, a presença de resistência aos piretróides nos vectores, a mortalidade infantil e a presença de resistência dos vectores aos insecticidas padrão.

e prever os recursos financeiros.

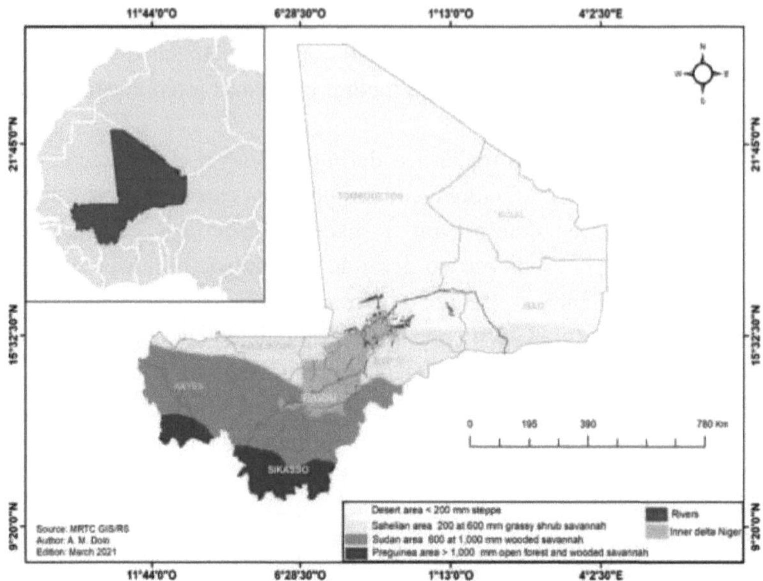

Figura 2: Zonas eco-climáticas do Mali (Fonte: MRTC GIS/RS)

O Mali está dividido em 11 regiões (incluindo o distrito de Bamako) e 75 distritos sanitários. O sistema de saúde está organizado de acordo com uma pirâmide de 3 níveis (nível dos distritos sanitários, nível regional e nível nacional) [30] .

Quadro I: Recolha de dados variáveis relativos à malária em entomologia e ambiente

Variáveis	Fontes	Resolução/tempo	Escala	Períodos
População	DHIS2	Anual	Distrito sanitário	2017-2019
Casde malária	DHIS2	Mensal	Distrito sanitário	2017-2019
Acesso a cuidados	DHIS2	Mensal	Distrito sanitário	2017-2019
Taxa visitas a estabelecimentos de saúde** (em milhões de euros)	DHIS2	Anual	Distrito sanitário	2017-2019
Precipitação	IMERG v6	Mensal	Distrito sanitário	2017-2019

Humidade relativa	AIRS	Mensal	Distrito sanitário	2017-2019
Temperatura	MERRA - 2	Mensal	Distrito sanitário	2017-2019
NDVI	MODIS Terra	Mensal	Distrito sanitário	2017-2019
Prevalência da malária	DHS	5 anos	Região	2018
Mortalidade infantil	DHS	5 anos	Região	2018
Dados entomológicos	Instituição de investigação (sítio sentinela)	Anual	15 distritos sanitários s	2010, 2015,2016 ,201 7 e 2019

NDVI: Índice de Vegetação por Diferença Normalizada, DHIS2: Saúde Distrital

Information Software 2, IMERG: Integrated Multisatellite Retrievals for GPM, AIRS: Atmospheric Infrared Sounder, MERRA-2: Modern-Era Retrospective analysis for Research and Applications, Version 2, MODIS: Moderate Resolution Imaging Spectroradiometer, DHS: Demographic and Health Survey, Instituições de investigação: Malaria Research and Training Center (MRTC), Laboratory of
Biologia Molecular Aplicada (LBMA), e Instituto Nacional de Saúde Pública (INSP),
Sítios sentinela: Koulikoro (Tienfala), Kati (Dandoly), Kankass (Socoura), Djenné (Madiama), Mopti (Tongorongo), Tominian (Ouena), Bamako, Bla, Sikasso, Bougouni, Selingue, Niono, Kayes e Kita.

1 O acesso aos estabelecimentos de saúde é a proporção da população que vive num raio de 5 km de um estabelecimento de saúde.

2 * A taxa de atendimento nas unidades de saúde é o rácio de novas consultas para a população total x 100.

3 ** Mortalidade de crianças entre 6 e 59 meses de idade no período 2012-2017 segundo a EDS 2018.

[29]

Os dados sobre o paludismo, a entomologia e o ambiente foram obtidos a partir do sistema de informação sanitária local, do Inquérito Demográfico e de Saúde (IDS) de 2018, da Administração Nacional da Aeronáutica e do Espaço e das instituições de investigação do Mali que trabalham no domínio do paludismo

(Quadro I).

4.6.O ciclo biológico da malária

Ao tomar uma refeição de sangue, a fêmea do Anopheles injeta esporozoítos infectantes contidos nas suas glândulas salivares na corrente sanguínea através do local da punção. Os esporozoítos atingem os hepatócitos em menos de meia hora após a inoculação, onde se multiplicam para formar esquizontes hepáticos conhecidos como "corpos azuis". Estes esquizontes rebentam e libertam os merozoitos na corrente sanguínea, onde penetram ativamente nos eritrócitos. Esta primeira fase corresponde à esquizogonia exo-eritrocítica. Nos glóbulos vermelhos, os merozoítos transformam-se em trofozoítos, depois em esquizontes (rosetas) que rebentam e destroem os glóbulos vermelhos para libertar merozoítos de segunda geração que podem infetar outros glóbulos vermelhos: é a esquizogonia endo-eritrocítica (que corresponde à fase das manifestações clínicas). No final do ciclo endo-eritrocítico, alguns trofozoítos transformam-se em elementos parasitários com potencial sexual: gametócitos masculinos e femininos. Durante uma refeição de sangue, o mosquito ingere os gametócitos que, por ex-flagelação dos machos, dão origem aos microgametas (gâmetas masculinos) e, por expulsão do corpúsculo cromático das fêmeas, dão origem aos macrogametas (gâmetas femininos). A fusão de um gâmeta masculino e de um gâmeta feminino dá origem a um ovo móvel com 2n cromossomas (o único elemento diploide), o ookinete. O oocisto atravessa a parede do estômago do Anopheles e fixa-se no exterior do estômago para se tornar um oocisto, a partir do qual se desenvolvem os esporozoítos (n cromossomas). O oocisto rebenta e liberta os esporozoitos, que migram para as glândulas salivares do Anopheles, de onde são inoculados no ser humano durante uma nova refeição de sangue.

O ciclo ocorre sucessivamente em humanos e em Anopheles [31] (Figura 3).

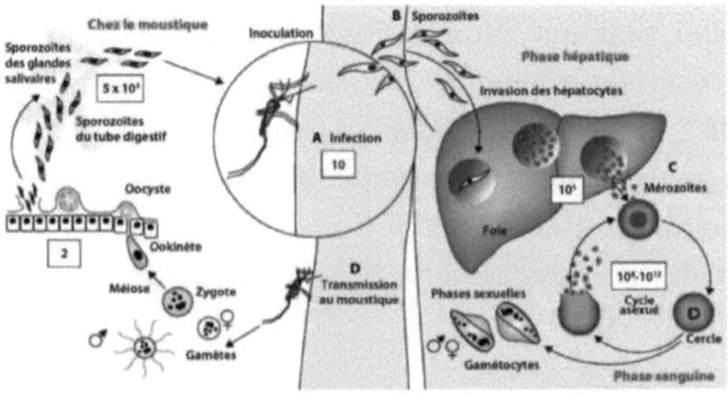

Figura 3: Ciclo de vida do parasita da malária (Fonte: https ://www.google.com/sciencedirect.com)

4.7. Visão geral da malária

4.7.1. Transmissão

O parasita da malária é transmitido pelas fêmeas dos mosquitos Anopheles, que picam principalmente entre o anoitecer e o amanhecer. Raramente, a transmissão pode ocorrer através do sangue, por transfusão, na sequência de um acidente de exposição ao sangue (EEB) ou por injeção, quando os consumidores de droga partilham o material de injeção. Só existe risco de transmissão sanguínea a partir de sangue fresco com glóbulos vermelhos intactos. A transmissão materno-fetal é rara.

4.7.2. Incubação

O período de incubação entre a picada do anopheles e os primeiros sinais clínicos depende da espécie envolvida: 7 a 15 dias (frequentemente 10 a 12 dias) para *P. falciparum*, 12 a 18 dias para *P. vivax* e *P. ovale* e 10 a 15 dias para *P. knowlesi*. O período de incubação do *P. falciparum* pode ser prolongado se o doente tiver feito quimioprofilaxia ou tiver imunidade parcial.

4.7.3. Período de contágio

O mosquito torna-se infecioso 2 semanas após a ingestão do plasmódio e permanece assim durante toda a vida (tempo de vida de cerca de 1 mês). [ee]O sangue do doente está contaminado quando os gametócitos estão presentes na circulação, ou seja, a partir do 4º dia de sintomas para o *P. ovale* e *o P. vivax* e a partir do 15º dia para o *P. falciparum* e *o P. malariae*. Os gametócitos permanecem no sangue durante várias semanas, apesar do tratamento. A sua presença não indica uma infeção ativa.

4.7.4. Sintoma

Qualquer febre num doente que regressa de uma zona endémica de paludismo (7 dias a três meses, raramente mais) deve ser considerada como diagnóstico de paludismo ("qualquer febre num doente que regressa de uma zona endémica de paludismo é **paludismo** até prova em contrário"). As manifestações clínicas da malária variam muito em termos de expressão e gravidade, e dependem tanto da espécie de plasmódio como do seu hospedeiro [26].

4.7.5. Sinais clínicos da malária

- Malária simples

Esta forma clínica corresponde à descrição da tríade clássica dos ataques de malária: "arrepios, calor, suores" que ocorrem a cada 2 ou 3 dias. Na prática, só é tipicamente observada em infestações *por P. vivax, P. ovale e P. malariae.*

O ataque começa geralmente ao fim da tarde e dura cerca de dez horas, associando-se sucessivamente :

- Fase de tremores: agitado por tremores violentos, o doente encolhe-se debaixo dos lençóis enquanto a sua temperatura sobe para 39°C. O baço aumenta de tamanho e a tensão arterial baixa. Esta fase dura cerca de uma hora.

- Fase de calor: a temperatura pode ultrapassar os 40°C, a pele fica seca e a arder e o doente deita fora os lençóis. Esta fase é acompanhada de dores de cabeça e de dores abdominais, e dura 3 a 4 horas. O baço diminui de volume.
- Fase de sudação: o doente transpira abundantemente. O doente emite urina escura e a temperatura desce subitamente, chegando por vezes a entrar em hipotermia. A tensão arterial volta a subir. Esta fase dura 2 a 4 horas e é acompanhada por uma sensação de bem-estar e euforia, terminando o ataque [32].
- Malária grave

A malária grave caracteriza-se pela confirmação biológica (RDT ou GE/FM positivos) da presença de *P. falciparum* associada a uma ou mais das seguintes manifestações clínicas e/ou biológicas: **Manifestações clínicas**

Os eventos mais relevantes a ter em conta para uma melhor gestão são os seguintes:

- prostração: em regra, fraqueza extrema (incapacidade de andar ou de se sentar);
- perturbação da consciência ou coma: pontuação de Glasgow < 10; Blantyre ≤ 2 ;
- dificuldade respiratória (acidose);
- Convulsões repetidas: pelo menos duas em 24 horas;
- Colapso cardiovascular ou choque (PA sistólica < 70 mm Hg em adultos e 50 mm Hg em crianças);
- edema pulmonar (radiológico); anomalias especificadas em crianças ;
- hemorragia anormal (perturbação da coagulação) definição puramente clínica - iterícia: bilirrubina clínica ou total > 50 µmol/l ;
- hemoglobinúria macroscópica (coca cola ou urina de cor escura).

Manifestações biológicas

As perturbações biológicas observadas são as seguintes:

- anemia grave ou palidez extrema: Hb < 5 g/dl ou Ht < 15% ;
- hipoglicemia: glicemia < 2,2 mmol/l ou 0,4 g/l ;
- acidose metabólica: PH < 7,35 ou bicarbonato < 15 mmol/l ;
- hiperlactatemia: lactatos plasmáticos > 5 mmol/l;
- hiperparasitémia: parasitémia ≥ 4% em indivíduos não imunes;
- insuficiência renal: creatinina > 265 µmol/l [33].

4.8. Diagnóstico da malária

4.8.1. Diagnóstico biológico

No laboratório, o diagnóstico baseia-se na deteção e identificação do parasita por exame microscópico direto após coloração de uma gota espessa ou de um esfregaço de sangue.

- **Gota espessa :**

É utilizado para identificar o parasita da malária e quantificar a parasitemia. [2]Uma gota de sangue é colocada numa lâmina de vidro até 1 cm, depois seca durante muito tempo e, por fim, os glóbulos vermelhos são deshemoglobinizados e corados com May-Grün Wald-Giemsa. A leitura é feita ao microscópio [34].

- **Esfregaço de sangue :**

Trata-se de um teste rápido que calcula a percentagem de glóbulos vermelhos parasitados e identifica a espécie de plasmódio responsável pela doença.
NB: qualquer quimioterapia deve ser precedida de um teste para deteção de hematozoários.

4.8.2. Diagnóstico serológico

Durante os últimos vinte anos, o serodiagnóstico do paludismo foi objeto de um grande esforço, que conduziu ao desenvolvimento de métodos e reagentes comprovados. Para ser preciso, este serodiagnóstico deve ser efectuado em condições técnicas muito rigorosas. No fim de contas, estas condições são limitadas e, de um modo geral, só se aplicam aos casos em que o diagnóstico parasitológico é impossível. Por último, a interpretação dos resultados depende do método e dos reagentes utilizados. As reacções serológicas incluem a imunofluorescência indireta, a hemaglutinação indireta, o ELISA e a imunodifusão [35].

4.9 Diretrizes nacionais para o tratamento da malária

A malária simples pode ser tratada eficazmente por via oral. Os tratamentos mais eficazes atualmente são as Terapias Combinadas à base de Artemisinina (ACTs). Estas são eficazes no tratamento da malária não complicada no prazo de 3 dias.

A malária grave pode ser tratada com :

- injeção de artesunato,
- injeção de artemether,
- injeção de quinino.

Passar para a via oral logo que o estado do doente o permita

4.9.1. Malária simples

CsCom, CSref, hospitais e outros estabelecimentos de saúde:

O tratamento da malária não complicada em crianças com menos de 5 anos, adolescentes e adultos baseia-se em três elementos:

- **tratamento específico**: baseado especificamente nas combinações fixas Artemether + Lumefantrina ou Artesunato + Amodiaquina
- **Tratamento adjuvante**: baseado em medicamentos, ou seja, paracetamol,

ferro e ácido fólico em caso de anemia.

- **conselhos aos doentes**

a. Tratamento específico

Quadro II: Recolha de dados variáveis relativos à malária em entomologia e ambiente

Grupos de idade/peso	**Dia 1**		**Dia 2**		**Dia 3**	
	manhã	noite	manhã	noite	manhã	noite
05 - 14 kg (2 meses a 3 anos)	1cp	1cp	1cp	1cp	1cp	1cp
15 - 24 kg (4 anos a 6 anos)	2cp	2cp	2cp	2cp	2cp	2cp
25 - 34 kg (7 a 10 anos)	3cp	3cp	3cp	3cp	3cp	3cp
≥ 35 kg e adultos	4cp	4cp	4cp	4cp	4cp	4cp

Fonte: https://www. severemalaria. org/sites/mmv-

smo/files/content/attachments/2017-07-25/Mali%20treatment%20 guidelines 0. pdf .

Quadro III: Apresentação e dosagem do artesunato-amodiaquina

Intervalo peso (faixa etária aproximada)	Apresentação	er1 dia de tratamento	e2 dias de tratamento	e3 dias de tratamento
≥4 ,5 kg a <9kg (2 a 11 meses)	25mg/67,5mg embalagem blister de 3cp	1tablet	1tablet	1tablet
≥ 9kg a <18kg (1 a 11 anos)	50mg /135mg blister de 3cp	1tablet	1tablet	1tablet
≥ 18kg a < 36kg (6 a 13 anos)	100mg /2703m g embalagem blister de 3cp	1tablet	1tablet	1 pastilha
≥ 36kg (14 anos ou mais)	100mg/270mg blister de 6cp	2 comprimidos	2 comprimidos	2 comprimidos

Fonte: https://www. severemalaria. org/sites/mmv-

smo/fíles/content/attachments/2017-07-25/Mali%20treatment%20 guidelines 0. pdf .

NB: A primeira dose deve ser tomada sob vigilância. Se a criança vomitar nos 30 minutos seguintes, repetir a dose.

Ação a tomar :

Se os sinais persistirem, é importante reexaminar o doente e repetir o diagnóstico biológico.

Se o paciente tiver seguido o tratamento corretamente e o teste biológico for negativo:

- procurar outras causas de febre ou encaminhar para avaliação.

Se o tratamento não for seguido :

- retomar o tratamento sob controlo médico.

Se não for possível efetuar análises laboratoriais:

- referem-se a um nível superior.

b. Tratamento adjuvante

Os medicamentos e a dosagem a administrar são :

- paracetamol 500 mg; 15 a 20 mg/kg de 6 em 6 horas ;
- ferro 200 mg: 2 comprimidos/dia (adulto) ou 10 mg/kg/dia (criança) em caso de anemia ;
- ácido fólico 5 mg: 1 comprimido/dia em caso de anemia.

c. Conselhos para os doentes

Quando é que se deve regressar imediatamente?

- se a febre persistir ;
- se a criança tiver dificuldade em beber e não conseguir comer;
- se convulsão (tremor dos olhos) ;
- se não conseguir sentar-se ;
- se os vómitos persistirem ;
- se ficar inconsciente ;
- se palidez ou iterícia ;
- se houver sangue nas fezes;
- se a urina for escura ;
- em caso de dificuldade respiratória.

Foco em :

- Consulta de seguimento após 3 dias de tratamento se o problema persistir;
- a necessidade de continuar a alimentar e aumentar os fluidos;
- Continuar a tomar o medicamento mesmo que o doente se sinta melhor;
- prevenção da malária (utilização de redes mosquiteiras tratadas com inseticida para crianças e mulheres grávidas, IPT para mulheres grávidas e CPS para crianças com idades compreendidas entre os 3 e os 59 meses);
- recurso rápido ao Cscom para episódios posteriores.

4.9.2. Malária grave

A nível CsCom/Csref/hospitalar

O tratamento da malária grave e complicada em crianças com menos de 5 anos de idade, mulheres grávidas, adolescentes e adultos baseia-se em dois elementos:

- **tratamento de urgência das complicações:** vital para o doente. A morte pode ser causada pela **própria doença ou pelas suas complicações**.
- **tratamento antimalárico específico:** este tratamento é essencial e extremamente urgente, devendo ser administrado muito rapidamente para travar a evolução da doença.

a. Tratamento de emergência de complicações

O tratamento sintomático é utilizado para corrigir a hipoglicemia, a desidratação e a anemia, reduzir a febre, parar as convulsões e gerir o coma e os problemas respiratórios, renais e cardiovasculares.

- **Tratamento da hipoglicemia :**

Em crianças e adolescentes, administrar lentamente por via intravenosa:

- 3 a 5 ml para o soro com glucose a 10%
- 1 ml/kg para soro com 30% de glucose.

Para adultos, administrar lentamente por via intravenosa:

- 3 a 5 ml/kg para o soro com glucose a 10% em que
- 1 ml/kg para o soro com glucose a 30% em que
- 25 ml de glucose sérica a 50%: se só tiver glucose sérica a 50%, diluir.

um volume em 4 volumes de água esterilizada para obter uma solução a 10% (por exemplo, 0,4 ml/kg de glucose a 50% com 1,6 ml/kg de água para injectáveis ou 4 ml de glucose a 50% com 16 ml de água para injectáveis). A glucose hipertónica (> 20%) não é recomendada, uma vez que tem um efeito irritante nas veias periféricas.

Se não for possível a administração intravenosa, administrar glucose ou outra solução açucarada através de uma sonda nasogástrica.

- **Tratamento da desidratação :**
- Administrar 100 ml/kg de solução de Ringer durante 2 ou 4 horas,
- Reavaliar o doente posteriormente para determinar as necessidades de fluidos e o estado de desidratação.
- **Tratamento das convulsões :**
- Administrar diazepam numa dose de 0,5 mg/kg por via intra-rectal (IR) ou IM;
- Se as convulsões persistirem: 10 a 15 mg/kg de fenobarbital parentérico.
- **Tratamento da anemia :**

Se anemia grave (hemoglobina < 5 g/dl) :

Administrar sangue com urgência: 20 ml/kg de sangue total durante 4 horas com furosemida ou 10 ml/kg de concentrado de glóbulos vermelhos em crianças. Se **a transfusão não for possível:**

- Efetuar um tratamento pré-transferência antes de enviar o doente para um centro que disponha de um serviço de transfusão de sangue.
- **Em caso de coma :**
- Avaliar o estado de coma (escala de Blantyre ou de Glasgow),
- Colocar o doente na posição lateral,
- Aspirar as secreções e desobstruir as vias respiratórias,
- Introduzir uma sonda de alimentação nasogástrica,
- Colocar uma linha venosa,
- Colocar um cateter urinário,
- Mudar a posição do doente de 4 em 4 horas,
- Medir o volume de urina (diurese).
- **Em caso de dificuldades respiratórias: (Edema agudo do pulmão)**
- Colocar o doente numa posição semi-sentada, administrar oxigénio e furosemida IV: 2 a 4 mg/kg;
- Se possível, evacuar o doente para uma unidade de cuidados intensivos.
- **Em caso de insuficiência renal :**
- Administrar fluidos se o doente estiver desidratado: 20 ml/kg de solução salina isotónica, 1 a 2 mg/kg de furosemida.
- Colocação de um cateter vesical

Se o doente não urinar nas 24 horas seguintes :
- Transferência para um centro de diálise.

b. Tratamento antimalárico específico

Os medicamentos recomendados para o tratamento da malária grave são: artesunato, artemeter ou quinino. **O artesunato** é o medicamento de eleição para o tratamento da malária grave. Pode ser administrado por injeção intravenosa (IV) ou intramuscular (IM).

✓ **Artesunato**

2,4 mg/kg de peso corporal administrado por via intravenosa (IV) ou intramuscular (IM) na admissão (t= 0), depois 12h e 24h mais tarde e, posteriormente, uma vez por dia para doentes com peso igual ou superior a 20 kg até o doente poder tomar medicação oral.

Para crianças com peso inferior a 20 kg: Artesunato 3 mg/kg de peso corporal de acordo com as horas indicadas acima.

Se o artesunato injetável não estiver disponível, pode ser substituído por artemeter ou quinino:

Assumir o controlo com a angioplastia oral logo que o doente consiga engolir.

Artemeter

Posologia e administração :

Tratamento intramuscular durante 5 dias: a dose é de 3,2 mg/kg de peso corporal numa injeção à entrada, seguida de 1,6 mg/kg numa injeção por dia durante 4 dias.

Quadro IV: dosagem e administração de artemether em crianças de 0-5 anos: ampolas de 20 mg.

Idade	Peso	Dia 1	Dia 2	Dia 3	Dia 4	Dia 5
>1 ano	5 - 9 kg	1 ampola	½ bolbo	½ bolbo	½ bolbo	½ bolbo
2 - 5 anos	10 - 15 kg	2 bolbos	1 ampola	1 ampola	1 ampola	1 ampola

Fonte: https://www. severemalaria. org/sites/mmv-smo/files/content/attachments/2017-07- 25/Mali%20treatment%20 guidelines 0. pdf .

Quadro V: dosagem e administração de artemether em indivíduos com mais de 5 anos de idade: ampolas de 80 mg.

Idade	Peso	Dia 1	Dia 2	Dia 3	Dia 4	Dia 5
6 - 13 anos	16 - 35 kg	1 ampola	½ bolbo	½ bolbo	½ bolbo	½ bolbo
14 anos e mais	≥ 35 kg	2 bolbos	1 ampola	1 ampola	1 ampola	1 ampola

Fonte: https://www. severemalaria. org/sites/mmv-smo/files/content/attachments/2017-07- 25/Mali%20treatment%20 guidelines 0. pdf .

Assumir o controlo com AICs orais assim que o doente conseguir engolir.

Quinino

Existem dois métodos de injeção de quinino: quinino administrado por perfusão intravenosa e quinino administrado por via intramuscular.

Dosagem recomendada :

- Quinino administrado por perfusão intravenosa :

Dose de carga: 20 mg de sal de quinino por kg na admissão em adultos e crianças.

NB: a dose de carga só é administrada se o doente não tiver tomado quinino nas 24 horas anteriores ou Mefloquine nos 7 dias anteriores; caso contrário, é utilizada a dose de manutenção.

Dose de manutenção :

Filhos :

Dosagem: 10 mg/kg de sais de cloridrato de quinino (8,3 mg de base) diluídos

em 10 ml/kg de soro glicosado a 10% (ou dextrose a 4,3% ou soro fisiológico a 0,9% para os diabéticos).
Duração da perfusão: 2 - 4 horas
Intervalo entre perfusões: 8 horas
Passar para a via oral com CTA logo que o doente consiga engolir

Onde

Dosagem: 15 mg/kg de sais de cloridrato de quinino (12,4 mg de base) diluídos em 10 ml/kg de soro glicosado a 10% (ou dextrose a 4,3% ou soro fisiológico a 0,9% para os diabéticos).
Duração da perfusão: 2 - 4 horas
Intervalo entre perfusões: 12 horas
Passar para a via oral com CTAs logo que o doente consiga engolir.

Adultos :

10 mg/kg de sais de quinino (8,3 mg de base) diluídos em 10 ml/kg de uma solução hipertónica infundida durante 4 horas com 10% de glucose, 4,3% de dextrose ou (0,9% de solução salina isotónica para diabéticos).
Intervalo entre infusões: 8 horas,
Duração da perfusão: 4 horas.

A duração do tratamento com quinino é de sete (7) dias.

NB: Tomar os comprimidos de quinino com água para evitar a hipoglicemia.

- Quinina intramuscular :

Se a administração por perfusão intravenosa (IV) não for possível, administrar a mesma dose (10 mg/kg) por via intramuscular (IM) de 8 em 8 horas e continuar até o doente poder tomar o tratamento por via oral. A injeção deve ser feita na face antero-externa da coxa.
Dar ao doente água açucarada para evitar a hipoglicemia [33].

4.9.3. Tratamento do paludismo em mulheres grávidas

a. Malária simples

- primeiro trimestre de gravidez: comprimidos de quinino na dose de 10 mg/kg de 8 em 8 horas durante 7 dias.
- segundo e terceiro trimestres de gravidez: CTA [Artemether + Lumefantrina (ALU) ou Artesunato + Amodiaquina (ASAQ)].

b. Malária grave

As mulheres grávidas que sofrem de malária grave devem receber medicamentos antimaláricos parenterais sem demora, independentemente da fase da gravidez e sem reduzir a dose. A taxa de mortalidade devida à malária grave durante a gravidez é de cerca de 50%, o que é mais elevado do que nas mulheres não grávidas. O artesunato é o tratamento de eleição. Se este medicamento não estiver disponível, o artemeter é preferível ao quinino no final da gravidez, uma vez que o quinino está associado a um risco de 50% de hipoglicémia.

Passar para a via oral logo que a doente consiga engolir (quinino comprimido para as grávidas no primeiro trimestre de gravidez e CTA a partir do segundo trimestre de gravidez) [36].

4.10. Prevenção da malária

A prevenção da malária baseia-se na quimioprofilaxia antimalárica e no controlo dos vectores.

4.10.1. Quimioprevenção da malária

A quimioprevenção da malária diz respeito aos grupos mais vulneráveis: mulheres grávidas, recém-nascidos e crianças.

a. Mulheres grávidas

Sulfadoxina + pirimetamina: apresenta-se em comprimidos contendo 500 mg de sulfadoxina e 25 mg de pirimetamina; posologia: 3 comprimidos tomados em dose única (adultos). [e]No Mali, é utilizada no âmbito do tratamento preventivo intermitente (TPI) do paludismo nas mulheres grávidas recomendado pelo PNLP a partir do 2.º trimestre de gravidez.

b. Novos temas

A quimioprofilaxia consiste na administração de doses infra-terapêuticas de medicamentos antimaláricos a intervalos suficientemente regulares para prevenir a malária. Este tratamento deve ser administrado a indivíduos expostos a um risco elevado de malária. A escolha da quimioprofilaxia deve ser discutida e adaptada a cada viajante. Depende da zona visitada (intensidade da transmissão e nível de resistência aos medicamentos antimaláricos), da estação do ano e do indivíduo em causa (idade, mulher grávida, estilo de vida, etc.). Existem 3 grupos:

> Groupel : zona sem resistência à cloroquinoresistência: este grupo abrange
principalmente os países da América Central, o Haiti e a República Dominicana.

> Grupo 2: Zona isolada de resistência à cloroquina: Parte da Índia e do Sri Lanka são afectados.

> Grupo 3: zonas de elevada prevalência de resistência à cloroquina e de multirresistência. O número de países deste grupo está a aumentar constantemente. Atualmente, inclui todos os países da África Subsariana, em particular o Mali [2].

c. As crianças

Esta quimioprofilaxia diz respeito tanto a crianças que vivem em zonas não endémicas como a crianças com menos de 5 anos em zonas onde a malária é endémica. Em zonas endémicas com períodos de transmissão elevada, de acordo com recomendações recentes da OMS, todas as crianças com menos de 5 anos devem receber uma dose curativa de medicamentos antimaláricos durante o período de transmissão elevada. Esta medida é conhecida como quimioprevenção da malária sazonal (CPS).

4.10.2. Controlo vetorial

O controlo dos vectores é uma das estratégias essenciais de controlo da malária preconizadas no Mali. O seu objetivo é reduzir ou mesmo eliminar a transmissão da malária. Os seus principais componentes são :

- Controlo das larvas,
- Reduzir o contacto homem-vetor (utilização de materiais impregnados de inseticida, pulverização dentro e fora de casa).
- As mesmas diretrizes aplicam-se às redes mosquiteiras e aos tecidos de rede importados ou fabricados localmente.

a. Larvas de combate

As actividades de comunicação e as medidas destinadas a evitar a proliferação de criadouros de larvas devem acompanhar os trabalhos de desenvolvimento e de urbanização.

b. Higiene e saneamento

Esta abordagem deve ser tida em conta a nível das autoridades descentralizadas através da aplicação de normas de saúde ambiental.

c. Luta contra as epidemias de malária

As epidemias de paludismo são geridas de acordo com as diretrizes da Vigilância e Resposta Integradas às Doenças (IDSR). Durante as epidemias, os casos de paludismo são geridos utilizando ACT para os casos não complicados e quinino para os casos graves. A interrupção da transmissão recomenda uma pulverização residual interior generalizada nas zonas epidémicas [37].

Capítulo 5

ABORDAGEM METODOLÓGICA

5. Abordagem metodológica

5.1.Tipo e período de estudo

Trata-se de um estudo transversal descritivo. Decorreu de junho a novembro de 2021.

5.2.Escolha e descrição do enquadramento do estudo

Este estudo foi realizado em toda a comunidade abrangida pela ASACO Baco-Djicoroni.

5.2.1. Local de estudo

Baco-Djicoroni é um bairro de Bamako situado na Comuna V. Situa-se na margem direita do rio Níger e faz fronteira com os distritos de Kalaban-Coro a sudoeste, Torokorobougou a nordeste, Sabalibougou a leste e o rio Níger ou Djoliba a noroeste.

Baco-Djicoroni era a antiga reserva de caça dos Diakité, que atravessavam todos os dias o rio Níger em canoas escavadas para caçar animais, daí o nome Baco-Djicoroni, "Djicoroni" que significa rio e "Baco" que significa a outra margem. Durante muito tempo, este bairro foi um gigantesco campo de mangueiras, onde a caça e o cultivo andavam de mãos dadas e onde as sinuosas estradas de terra batida não eram mais largas do que os passos dos peões. Estas mangueiras estão agora a desaparecer devido à urbanização recente e acelerada do bairro [38] (Figura 4).

Baco-Djicoroni está dividido em seis sectores:

- sector 1: Dougoukoro, ou aldeia velha, que é o bairro da população local.

e os primeiros residentes.

- sector 2: Sokoura é o local onde se instalaram os recém-chegados.
- sector 3: ACI (Agence de Cession Immobilière) sul, porque a ACI o desenvolveu, é

vulgarmente conhecido como ACI

- sector 4: ACI Est, vulgarmente conhecido como o campo de golfe
- sector 5: Le Plateau
- sector 6: Hèrèmakono (à espera da felicidade em Bamanankan).

A população de Baco-Djicoroni foi estimada em 148 589 habitantes em 2017, composta por Bambara, Malinké, Soninké, Bwa, Peulh, Sonrhaï, Khassonké,

Bozo, Dogon e outros.

A língua mais falada é o bamanankan. As religiões praticadas são o Islão, o Cristianismo e o Animismo.

Em termos de hidrografia, Baco-Djicoroni é banhada pelo rio Níger, ou Djoliba em Bambara, que desempenha um papel importante em várias actividades económicas, incluindo a jardinagem e a pesca. A população exerce várias actividades, sendo a principal o comércio.

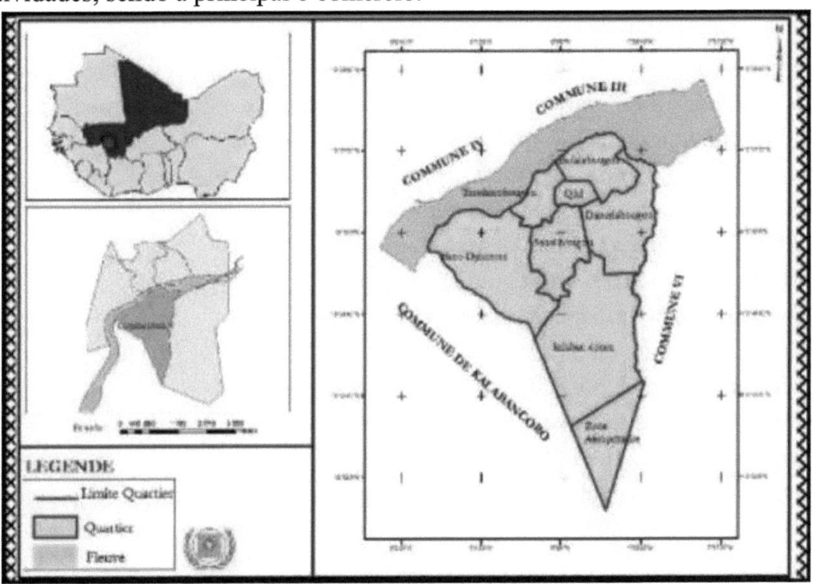

Figura 4: Mapa de Baco-Djicoroni (Fonte : *https://journals.openedition.org/eps/docannexe/image/7707/img-9-small580.png visitado em 04/03/2021)*

5.2.2. Centro de saúde de Baco-Djicoroni

[er] O centro de saúde comunitário de Baco-Djicoroni abriu as suas portas em 1 de janeiro de 1993. Ocupa as instalações do antigo centro de saúde materno-infantil (PMI), que já tinha sido construído pela população de Baco-Djicoroni nos anos 80, mas que só entrou em funcionamento em 1992 devido à falta de pessoal e de equipamento.

É a unidade de cuidados criada pela Associação de Saúde Comunitária Baco-Djicoroni (AScom Baco Dji), uma associação sem fins lucrativos criada em outubro de 1992 com o número de recibo 1251 MECATS-DNAT.

Para além do seu carácter comunitário, a originalidade da AScom Baco-Dji reside em seis (6) princípios:

- O seu autofinanciamento e autogestão são assegurados através da recuperação dos custos, da venda de medicamentos e das quotizações dos membros;

- a qualidade dos serviços oferecidos e o acolhimento ;
- oferecendo a gama completa de serviços PMA (pacote mínimo de actividades);
- a prestação de serviços a custos aceitáveis e acessíveis aos residentes locais;
- alcançar resultados eficazes e sustentáveis na luta contra a doença, redução da morbilidade e da mortalidade das crianças e das mulheres grávidas;
- a sua acessibilidade geográfica.

O principal objetivo da AScom-Baco-Dji, através dos serviços oferecidos pelo CsCom, é contribuir para melhorar a saúde de toda a população do distrito através de uma participação ativa e voluntária.

O CsCom é dirigido por um diretor médico e conta com um pessoal técnico de 22 pessoas, todas de nacionalidade maliana.

a) **Plano de organização do centro de saúde**

O CsCom é composto pelas seguintes unidades:

- duas unidades de dispensa ;
- DCI depósito de medicamentos (Farmácia) ;
- uma unidade de laboratório de análises biomédicas;
- uma unidade de ultra-sons.
- uma unidade de cuidados de enfermagem.
- uma unidade de maternidade que compreende :
  - uma clínica pré-natal;
  - uma sala de parto (com duas mesas de parto);
  - uma sala de observação pós-parto;
  - um quarto de hospitalização de curta duração ou um quarto de infusão com cerca de dez camas.
- um gabinete de contabilidade e gestão.

O alojamento do diretor médico situa-se no primeiro andar.

O centro dispõe de abastecimento de água e eletricidade.

O pessoal é composto por :

- três médicos de clínica geral,
- um técnico superior de laboratório,
- um técnico de laboratório,
- três enfermeiros de saúde pública,
- uma enfermeira do Estado,
- seis parteiras,
- duas enfermeiras obstétricas,
- uma matrona, um contabilista,
- um assistente de contabilista,

- um operário e
- um zelador.

b) **Plano de funcionamento do centro de saúde**

O centro está aberto a todos os pacientes que tenham adquirido um bilhete de consulta, independentemente de serem ou não membros.

Início

Os pacientes são recebidos pelo contabilista, que os encaminha para as unidades adequadas, conforme necessário.

A nível da unidade de consulta

Os adultos (homens ou mulheres) são encaminhados diretamente para a unidade CUR (curativa) com o seu bilhete de consulta e número de chegada.

As crianças são igualmente encaminhadas para a consulta externa, após terem sido medidos alguns sinais vitais (peso, altura, relação peso/altura, temperatura).

O doente é examinado e, uma vez estabelecido o diagnóstico, é-lhe dada uma receita e, se necessário, um exame complementar. Neste caso, o doente é encaminhado para o laboratório.

A nível da unidade de enfermagem

Os pacientes que vêm para receber cuidados de enfermagem são encaminhados para a sala de tratamento.

NB: Os bilhetes de consulta emitidos aos membros custam 300 CFA para os adultos e 200 CFA para as crianças dos 0 aos 14 anos.

Os não-membros pagam 750 francos CFA para adultos e 600 francos CFA para crianças dos 0 aos 14 anos.

A nível laboratorial

Trata-se de um laboratório de primeiro nível, que efectua análises, sendo as principais GE (gota espessa), glicémia, serologia de Widal e Félix, agrupamento rhesus, testes de albumina e açúcar na urina.

Farmácia

A farmácia só dispensa medicamentos genéricos sob a forma de DCI (Denominação Comum Internacional), que figuram na lista oficial dos medicamentos essenciais no Mali. Os medicamentos só são dispensados mediante a apresentação de uma receita do centro. As receitas externas não são aviadas.

Maternidade:

- **Consulta pré-natal**

O pessoal da receção (enfermeira obstétrica) entrega à mulher uma consulta pré-natal e um boletim de vacinas, regista os seus dados e encaminha-a para uma das parteiras para a consulta pré-natal.

- **Dar à luz**

As mulheres que vêm para um parto são tratadas diretamente (são imediatamente encaminhadas para a sala de parto).

- **Consultas pós-natais e planeamento familiar**

Estes são efectuados pelas parteiras em regime de rotatividade. As parteiras tratam igualmente dos registos de nascimento.

- **Informação, educação e comunicação (IEC)**

O IEC é efectuado todos os dias antes das consultas, na presença de todas as parteiras e matronas.

- **Consulta preventiva para crianças saudáveis (CPES)**

O CPES é o serviço que é efectuado após a recolha do livro de consulta, é também efectuado pelas parteiras, e qualquer criança que apresente uma patologia particular é imediatamente encaminhada para o nível CUR (curativo). Consiste essencialmente na medição do peso, da altura, da temperatura e da curva de crescimento da criança, no controlo das vacinas e da higiene e no aconselhamento das mães.

- **Vacinação**

Realiza-se todas as terças e quintas-feiras no centro, exclusivamente como estratégia fixa, e abrange todas as doenças visadas pelo programa nacional de vacinação. É efectuada após a obtenção de um certificado de vacinação.

No CREN (Centro de Recuperação e Educação Nutricional), as consultas também se realizam às terças e quintas-feiras no hangar, que serve simultaneamente de sala de pesagem e de centro de educação feminina. A recuperação nutricional diz respeito a todas as crianças com um índice P/T inferior a 85%. É uma atividade que está atualmente integrada na vacinação, a fim de atingir o maior número possível de mulheres e crianças através da educação nutricional. A I.E.C. (informação, educação e comunicação) sobre a nutrição é efectuada antes do início das actividades.

Contabilidade e gestão

É gerido por um contabilista. As diferentes tarifas são fixadas pelo comité de gestão. Todas as receitas são pagas ao contabilista no final do dia. As receitas cobradas pelo contabilista são entregues ao tesoureiro do comité de gestão que, por sua vez, as transfere para o banco, onde é emitido um recibo de pagamento para efeitos de justificação. O centro é inteiramente financiado pelas receitas geradas pelos diferentes serviços prestados e pela venda de medicamentos de primeira necessidade (ME). A gestão rigorosa dos recursos é assegurada pelo comité de gestão da ASACO, que presta contas das suas actividades ao Conselho de Administração de 3 em 3 meses.

Gestão administrativa e técnica do centro

Esta responsabilidade cabe ao Diretor Médico, que informa regularmente o Comité de Direção. O serviço está dividido em diferentes unidades, cada uma delas dirigida por um gestor de unidade que responde regularmente perante o diretor médico.
De quinze em quinze dias, há uma reunião de todo o pessoal para discutir o funcionamento e os vários problemas do centro.

5.3. População do estudo

O estudo abrangeu os residentes do bairro Baco-Djicoroni com idade igual ou superior a 18 anos.

5.3.1. Critérios de inclusão

Qualquer adulto ($\geq$ 18 anos de idade) residente em Baco-Djicoroni selecionado para o estudo e que tenha concordado em participar no estudo.

5.3.2. Critérios de não-inclusão

Todos os residentes de Baco-Djicoroni que não tenham dado o seu consentimento para o estudo e/ou tenham menos de 18 anos de idade.

5.3.3. Critérios de exclusão

Qualquer pessoa foi excluída do estudo:

- Que manifestou o desejo de se retirar do estudo num determinado momento.
- Que não preencheu corretamente o seu questionário.

5.3.4. Amostragem

A técnica de amostragem foi aleatória, com uma seleção simples dos residentes de Baco-Djicoroni com idade igual ou superior a 18 anos.
Foi utilizada a fórmula SurveyMonkey:

$$n = \frac{\frac{Z^2 p(1-p)}{e^2}}{1 + (\frac{Z^2 p(1-p)}{e^2 N})}$$

- N = tamanho da população,
- Z = intervalo de confiança (z-score),
- e = margem de erro (em forma decimal),
- p = valor percentual (em forma decimal)[39].

Para o ano de 2017, a população de Baco-Djicoroni é estimada em aproximadamente 148.589 habitantes, que constituem o quadro de estudo. Partindo do princípio de que 50% desta população tem pré-requisitos em termos de prevenção da malária, com um nível de confiança de 95% para uma margem de erro de 5%, obteve-se uma amostra mínima de 600 habitantes.
Partindo do princípio de que 80% das pessoas contactadas participarão no estudo, a dimensão da nossa amostra será, portanto, de 660 pessoas.

A dimensão da amostra a considerar é = 660, dividida em 110 para cada sector.

Definição operacional

- **Qualquer pessoa com bons conhecimentos sobre a malária**: qualquer pessoa que saiba nomear a febre como um sinal de malária, nomear as picadas de mosquito como uma causa de malária, nomear o facto de que dormir debaixo de uma rede mosquiteira tratada com inseticida ajuda a proteger contra a malária.
- **Padrão de vida:** O padrão de vida é o modo de vida de acordo com o rendimento médio num país [40].

O nível de vida corresponde ao que o Eurostat designa por "rendimento disponível equivalente".

As unidades de consumo são geralmente calculadas utilizando a escala de equivalência modificada da OCDE, que atribui 1 UC ao primeiro adulto do agregado familiar, 0,5 UC a outras pessoas com 14 anos ou mais e 0,3 UC a crianças com menos de 14 anos [41].

- **Rendimento:** o que é recebido por alguém como remuneração do trabalho ou como fruto do capital [42].

O rendimento médio mensal per capita no Mali é de 73 dólares (45 279,02 francos CFA), ou seja, 870 dólares (539 626,72 francos CFA) por pessoa e por ano. O salário médio no Mali é de 102,25 euros (67 029,70 Fcfa). Este valor baseia-se nos salários médios comunicados pelos utilizadores da Internet residentes no país [43].

- **Baixo rendimento: uma** unidade familiar com um rendimento inferior ao limiar estimado com base na sua dimensão e no grau de urbanização da região em que vive [44].
- **Rendimento médio:** é a média aritmética dos rendimentos de um determinado grupo de agregados familiares ou de indivíduos [45]. É também o montante em dólares obtido dividindo o rendimento total de todos os membros das famílias (recenseamento/económico), das pessoas com 15 anos ou mais, excluindo as famílias,

ou dos agregados familiares pelo número de famílias, de pessoas com 15 anos ou mais não familiares ou de agregados familiares [46].

- **Rendimento elevado:** um aumento do rendimento médio per capita.

5.4.Horário de estudo

Actividades Períodos	Nov -20	Dez -20	Janv -21	maio -21	setembro -21	Nov -21	maio -22	abril -23	julho -23
Pesquisa bibliográfica									
Redação e validação do protocolo									
Recolha de dados qualitativos									
Recolha de dados quantitativos									
Introdução, análise e tratamento de dados									
Redigir uma tese									
Correção									
Apresentação final do documento									

5.5.Técnicas e ferramentas de inquérito

5.5.1. Recolha e análise de dados quantitativos: questionário

Isto implicou a utilização de um formulário de inquérito durante o estudo (formulário de inquérito em anexo) e a realização de entrevistas a homens e mulheres ($\geq$ 18 anos de idade) que viviam na localidade. O questionário foi direcionado, incidindo sobre a informação sociodemográfica dos homens e mulheres; os seus conhecimentos sobre a malária, a sua transmissão e prevenção; as suas atitudes em relação à malária e à sua prevenção; e as suas práticas de prevenção da malária.

Foi pedido aos participantes que preenchessem um questionário e as respostas foram registadas numa folha de inquérito elaborada para o efeito (questionário em anexos).

5.5.2. Recolha e análise de dados qualitativos: guia de entrevistas a grupos de discussão

No que diz respeito ao guia de entrevista, os grupos de discussão, com a autorização dos participantes na entrevista, foram gravados num ditafone e traduzidos para francês para efeitos de análise. As entrevistas de grupo de discussão envolveram três (3) grupos de discussão, cada um composto por seis (6) pessoas com idade igual ou superior a dezoito (18) anos. As respostas foram registadas com um ditafone para análise posterior. O objetivo deste estudo de grupo de discussão era obter uma melhor compreensão dos conhecimentos, atitudes e práticas das pessoas relativamente à prevenção e tratamento da malária. O grupo de discussão foi organizado da seguinte forma

- um grupo de seis (6) homens
- um grupo de seis (6) mulheres
- um grupo misto de três (3) homens e três (3) mulheres.

5.6 Introdução e tratamento de dados

Os dados recolhidos no formulário do inquérito foram cuidadosamente guardados num local seguro pelo entrevistador até ao final do inquérito e foram gradualmente introduzidos no software Epi-info7. Não foram incluídos quaisquer identificadores.

O texto foi processado com recurso ao Office Word 2010.

O software Epi info foi utilizado para analisar os dados quantitativos.

Os dados qualitativos gravados num telemóvel foram feitos através de um ditafone. O moderador foi o tradutor e decifrador do que cada membro do grupo de discussão tinha a dizer.

O conteúdo das discussões em grupo foi traduzido para francês e resumido pelo moderador, a fim de extrair as substâncias-chave.

5.7 Considerações éticas

Foi ministrada uma formação dupla certificada em ética da investigação e na língua bamanca, a fim de desenvolver competências de comunicação centradas principalmente nas competências linguísticas dos participantes e de prestar um melhor aconselhamento sobre o cumprimento das regras e dos princípios éticos que protegem os direitos, os valores e a privacidade dos participantes.

Uma vez validado o protocolo, dirigimo-nos ao gabinete do reitor para solicitar a investigação, depois pedimos o acordo do médico-chefe da AScom de Baco-Djicoroni, depois o chefe do distrito de Baco-Djicoroni foi informado do inquérito para obtermos a sua autorização verbal para investigar.

O respeito pela ética e deontologia médicas faz parte integrante deste estudo, que se esforçou por respeitar os seguintes aspectos:

- informações para obter o consentimento verbal, individual, livre e informado dos participantes, tendo sido elaborado um formulário para esse efeito,

- respeito pelas opiniões e decisões das pessoas, com informações informadas e adequadas,
- garantia de anonimato e confidencialidade.

Capítulo 6

RESULTADOS

6. Resultados

No final deste estudo, foi realizado um inquérito quantitativo com 660 indivíduos nos seis sectores do bairro Baco-Djicoroni (Sokoura, Dougoukoro, Hèrèmakono, Plateau, ACI e Golf), ou seja, 110 indivíduos por sector, e um inquérito qualitativo (focus group) com um grupo de 6 indivíduos em 3 sectores (Dougoukoro, Sokoura e ACI).

Os resultados obtidos são apresentados em duas (2) fases, consoante o tipo de estudo (qualitativo e quantitativo).

6.1. Caraterísticas sócio-demográficas

Durante este estudo, o questionário foi aplicado aos 660 participantes.

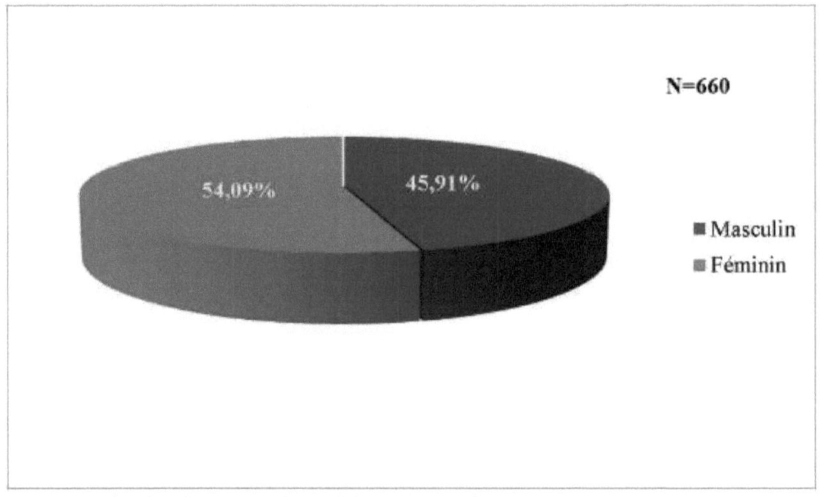

Figura 5: Distribuição dos inquiridos por género

A análise dos resultados mostrou uma ligeira predominância de mulheres (54,09%) (Figura 5).

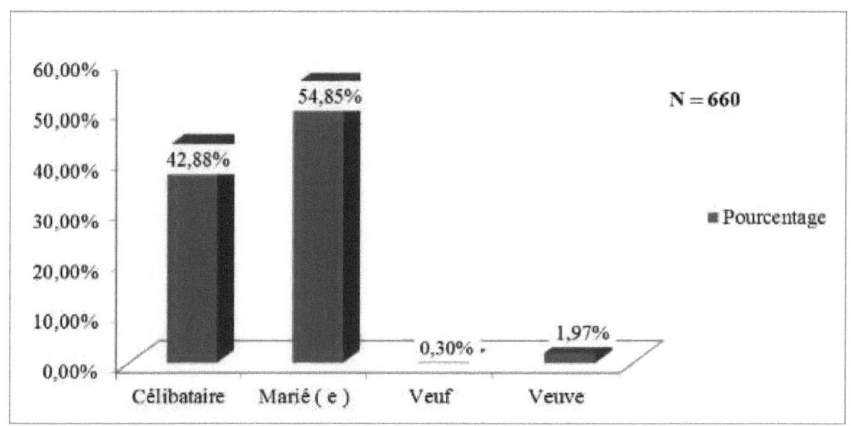

Figura 6: Distribuição dos inquiridos por estado civil

No estudo, as pessoas casadas foram as mais representadas, com 54,85% (Figura 6).

Quadro VI: Distribuição dos inquiridos por profissão

Profissão	Força de trabalho	Frequência (%)
Funcionário público	**154**	**23,33**
Empregada doméstica	124	18,79
Estudante	116	17,58
Retalhista	103	15,61
Trabalhador	74	11,21
Estudante	55	8,33
Outros	22	3,33
Funcionário público reformado	12	1,82
TOTAL	660	100

Os funcionários públicos foram os mais representados, com um total de 154, ou seja, 23,33% (Quadro VI).

Quadro VII: Distribuição dos inquiridos por religião

Religião	Força de trabalho	Frequência (%)
Mulher muçulmana	**631**	**95,61**
cristão	27	4,09
Tradicional	2	0,30
TOTAL	660	100

Os muçulmanos foram os mais representados com 95,61% (Quadro VII).

Quadro VIII: Distribuição dos inquiridos por grupo étnico

Grupo étnico	Força de trabalho	Frequência (%)
Bambara	**194**	**29,39**
Malinké	103	15,61
Peulh	97	14,70
Soninké	67	10,15
Dogon	35	5,30
Sonrhaï	34	5,15
Minianka	31	4,70
Senoufo	27	4,09
Bwa	18	2,73
Bozo	17	2,58
Khassonké	17	2,58
Não especificado	11	1,67
Tamacheck	4	0,61
Mossi	3	0,45
Maure	2	0,30
TOTAL	660	100

A etnia Bambara foi a mais representada com 29,39%, seguida dos Malinkés com 15,61% e dos Peulhs com 14,70% (quadro VIII).

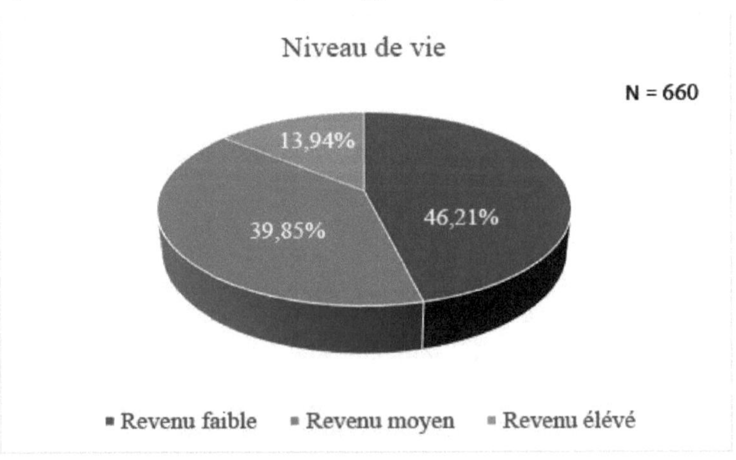

Figura 7: Distribuição dos inquiridos por nível de vida

No estudo, 305 inquiridos (46,21%) consideraram que o seu nível de vida era baixo (Figura 7).

Quadro IX: Distribuição dos inquiridos por sector, de acordo com o rendimento

Nível de vida	Rendimento baixo		Rendimento médio		Rendimento elevado		TOTAL	
	n	%	n	%	n	%	n	%
Tabuleiro	**75**	**68,18**	31	28,18	4	3,64	110	100
Sokoura	**57**	**51,82**	43	39,09	10	9,09	110	100
Dougoukoro	**56**	**50,91**	46	41,82	8	7,27	110	100
Hèrèmakono	**53**	**48,18**	50	45,45	7	6,37	110	100
Golfe	34	30,9	**49**	**44,55**	27	24,55	110	100
ACI	30	27,27	**44**	**40**	36	32,73	110	100

O rendimento médio foi o mais mencionado pelos inquiridos nos sectores do Golfe e do ICA (44,55% e 40%, respetivamente), seguido do rendimento baixo no Golfe (30,90%) e do rendimento elevado no ICA (32,73%), enquanto o rendimento baixo foi mencionado por mais de metade dos inquiridos nos sectores do Planalto, Sokoura, Dougoukoro e Hèrèmakono (68,18%, 51,82%, 50,91% e 48,18%, respetivamente); Sokoura, Dougoukoro e Hèrèmakono (68,18%, 51,82%, 50,91% e 48,18%, respetivamente) e uma proporção considerável declarou ter um rendimento médio (28,18%, 39,09%, 41,82% e 45,45%, respetivamente) (Quadro IX).

6.2. Conhecimentos sobre a malária

Tableau X: Distribuição dos inquiridos por sector segundo a sua fonte de informação sobre o paludismo

Conhecimento de fontes de informação	Sokoura		Hèrèmakono		ACI		Golfe		Dougoukoro		Tabuleiro	
	n	%	n	%	n	%	n	%	n	%	n	%
Media	**47**	**42,73**	**45**	**40,91**	**52**	**47,27**	**41**	**37,27**	**38**	**34,55**	**47**	**42,73**
Pessoal de enfermagem	23	20,91	24	21,82	23	20,91	18	16,36	24	21,82	22	20
Internet	12	10,91	9	8,18	8	7,27	10	9,09	8	7,27	8	7,27
Com a família	12	10,91	14	12,73	13	11,82	24	21,82	15	13,64	14	12,73
Experiência pessoal	8	7,27	6	5,45	2	1,82	8	7,27	10	9,09	9	8,18
A escola	8	7,27	12	19,91	12	10,91	9	8,18	15	13,64	10	9,09
TOTAL	110	100	110	100	110	100	110	100	110	100	110	100

*Meios de comunicação social: televisão, rádio, jornais, etc.

Os inquiridos de todos os sectores receberam informações sobre a malária através dos meios de comunicação social (televisão, rádio, jornais, etc.).Os inquiridos em todos os sectores receberam informações sobre a malária através dos meios de comunicação (televisão, rádio, jornais, etc.), ou seja, 47,27% em ACI; 42,73% em Sokoura e Plateau; 40,91% em Hèrèmakono; 37,27% em Golf e 34,55% em Dougoukoro, seguidos pelo pessoal de enfermagem nos sectores de Dougoukoro e Hèrèmakono, ou seja, 21,82%; Sokoura e ACI, ou seja, 20,91 e Plateau, ou seja, 20,00 e depois seguido pela família no sector de Golf, ou seja, 21,82% (Quadro X).

<u>Tableau XI:</u> Distribuição dos inquiridos por sector de acordo com o conhecimento dos sinais (todos os sinais combinados) de paludismo por sector

Conhecimento dos sinais	**Respostas positivas (Total de inquiridos)**	**Frequência (%)**
ACI	70 (110)	63,63
Sokoura	66 (110)	60,00
Hèrèmakono	62 (110)	56,36
Dougoukoro	56 (110)	50,91
Golfe	49 (110)	44,55
Tabuleiro	48 (110)	43,64

Os inquiridos de todos os sectores estavam conscientes dos sinais de malária, mas cada sector tinha uma frequência específica que diferia dos outros, com ACI 70 (110) ou 63,63%, Sokoura 66 (110) ou 60,00%, Hèrèmakono 62 (110) ou 56,36%, Dougoukoro 56 (110) ou 50,91%, Golf 49 (110) ou 44,55% e Plateau 48 (110) ou 43,64%, respetivamente (Quadro XI).

<u>Tableau XII:</u> Distribuição dos inquiridos de acordo com o conhecimento de sinais específicos de malária

Conhecimento dos sinais	Respostas positivas (total de inquiridos)	Frequência (%)
Febre	394(660)	59,7
Dores de cabeça	392(660)	59,39
Vómitos	307(660)	46,52
Curvatura	177(660)	26,82
Anorexia	155(660)	23,48
Astenia	140(660)	21,21
Emoção	128(660)	19,39

No estudo, a febre foi mencionada por 394/660 ou 59,7% dos inquiridos, enquanto 392/660 ou 59,39% dos inquiridos mencionaram dores de cabeça seguidas de vómitos com 307/660 ou 46,52% como sinais de malária (Quadro XII).

Tableau XIII: Distribuição dos inquiridos de acordo com o conhecimento da transmissão do paludismo por sector

Modo de transmissão	ACI		Sokoura		Dougoukoro		Golfe		Tabuleiro		Hèrèmakono	
	n	%	n	%	n	%	n	%	n	%	n	%
Mosquitos	**85**	**77,27**	**74**	**67,27**	**74**	**67,27**	**73**	**66,36**	**67**	**60,91**	**70**	**63,64**
Mosquitos e alimentação inadequada	10	9,09	12	10,91	13	11,82	19	17,27	17	15,45	13	11,82
Consumo de alimentos impróprios para consumo	3	2,73	12	10,91	10	9,09	7	6,36	8	7,27	12	10,91
Mosquitos e ambientes sujos	5	4,55	6	5,45	9	8,18	6	5,45	7	6,36	6	5,45
Consumo de leite fresco e de ovos	7	6,36	6	5,45	4	3,64	5	4,55	11	10	9	8,18
TOTAL	110	100	110	100	110	100	110	100	110	100	110	100

Quanto ao modo de transmissão da malária, as picadas de mosquito foram mencionadas com mais frequência em todos os sectores: 67,27% em Sokoura, 67,27% em Dougoukoro, 63,64% em Hèrèmakono, 60,91% em Plateau, 66,36% em Golf e 77,27% em ACI; 66,36% em Golf e 77,27% em ACI, seguidos de mosquitos e alimentos inadequados: 10,91% em Sokoura; 11,82% em Dougoukoro e Hèrèmakono; 15,45% em Plateau; 17,27% em Golf e 9,09% em ACI (Quadro XIII).

Tableau XIV: Distribuição dos inquiridos de acordo com o seu conhecimento do vetor da malária (anopheles fêmea) por sector

Vetor da malária	Anopheles fêmea		Não sabe		Anopheles macho		TOTAL	
	n	%	n	%	n	%	n	%
ACI	**72**	**65,45**	31	28,18	7	6,36	110	100
Sokoura	**63**	**57,27**	43	39,09	4	3,64	110	100
Hèrèmakono	**60**	**54,55**	47	42,73	3	2,73	110	100
Golfe	**55**	**50**	52	47,27	3	2,73	110	100

Tabuleiro	50	45,45	**54**	**49,09**	6	5,45	110	100
Dougoukoro	46	41,82	**61**	**55,45**	3	2,73	110	100

Entre os inquiridos, os dos sectores ACI, Sokoura, Hèrèmakono e Golf mencionaram que o anopheles fêmea causa o paludismo, com 65,45%, 57,27%, 54,55% e 50%, respetivamente, seguidos pelos que consideraram não saber que o anopheles fêmea é o vetor do paludismo, ou seja, 28,18%; 39,09%; 42,73% e 47,27%, os inquiridos nos sectores de Plateau e Dougoukoro consideraram que não sabiam que o anopheles fêmea era o vetor do paludismo, com 49,09% e 55,45%, respetivamente, seguidos dos que consideraram que o anopheles fêmea causava o paludismo, com 45,45% e 41,82% (Quadro XIV).

Tableau XV: **Distribuição dos inquiridos por sector de acordo com os seus conhecimentos sobre quando o mosquito vetor da malária pica**

Momento de dor	A noite		Não sei		A qualquer altura		TOTAL	
	n	%	n	%	n	%	n	%
Sokoura	**59**	**53,64**	8	7,27	43	39,09	110	100
Dougoukoro	**58**	**52,73**	7	6,36	45	40,91	110	100
Tabuleiro	**58**	**52,73**	12	10,91	40	36,36	110	100
Golfe	51	46,36	4	3,64	**55**	**50**	110	100
ACI	**55**	**50**	8	7,27	47	42,73	110	100
Hèrèmakono	**54**	**49,09**	10	9,09	46	41,82	110	100

Os inquiridos nos sectores de Sokoura, Dougoukoro, Plateau, Hèrèmakono e ACI mencionaram que os mosquitos da malária picam à noite (53,64%, 52,73%, 52,73%, 50% e 49,09%, respetivamente), seguidos dos mosquitos que picam a qualquer hora (39,09%, 40,91%, 36,36%, 41,82% e 42,73%); 40,91%; 36,36%; 41,82% e 42,73%, enquanto 50,00% dos inquiridos no sector do Golfe afirmaram que os mosquitos vectores da malária picam a qualquer hora, seguidos das picadas de mosquitos à noite (46,36%) (Tabela XV).

Quadro XVI: Distribuição dos inquiridos segundo o conhecimento do habitat do mosquito vetor da malária

Habitat dos mosquitos	ACI		Sokoura		Dougoukoro		Tabuleiro		Hèrèmakono		Golfe	
	n	%	n	%	n	%	n	%	n	%	n	%
Água estagnada e lixo	**34**	**30,91**	**34**	**30,91**	33	30	30	27,27	28	25,45	27	24,55
Água estagnada	24	21,82	22	20	**34**	**30,91**	**37**	**33,64**	**30**	**27,27**	**30**	**27,27**

Lixo	23	20,91	30	27,27	27	24,55	26	23,64	**30**	**27,27**	**30**	**27,27**
Não sei	26	23,64	20	18,18	12	10,91	13	11,82	15	13,64	19	17,27
Água estagnada, lixo, zona escura	3	2,73	4	3,64	4	3,64	4	3,64	7	6,36	4	3,64
TOTAL	110	100	110	100	110	100	110	100	110	100	110	100

Os inquiridos dos sectores Plateau, Dougoukoro, Golf e Hèrèmakono mencionaram a água estagnada como o habitat do mosquito vetor da malária, com 33,64%, 30,91%, 27,27% e 27,27% respetivamente, enquanto os inquiridos dos sectores ACI e Sokoura mencionaram a água estagnada e o lixo como o habitat do mosquito vetor da malária, com 30,91% cada (Quadro XVI).

Quadro XVII: Distribuição dos inquiridos de acordo com o conhecimento das medidas de prevenção da malária

Medidas preventivas	**Força de trabalho**	**Frequência (%)**
Rede mosquiteira	**302**	**45,76**
Redes mosquiteiras, repelentes e um ambiente limpo	124	18,79
Redes mosquiteiras e repelentes	82	12,42
Um ambiente limpo	63	9,55
Quimioterapia preventiva e redes mosquiteiras	55	8,33
Repelentes	19	2,88
Medicamentos	15	2,27
TOTAL	660	100

As redes mosquiteiras foram o meio de prevenção mais utilizado pelos inquiridos (45,76%) (Quadro XVII).

Quadro XVIII: Distribuição dos inquiridos de acordo com o conhecimento das medidas de prevenção do paludismo por sector

Medidas preventivas	Dougoukoro		Tabuleiro		Sokoura		Hèrèmakono		Golfe		ACI	
	n	%	n	%	n	%	n	%	n	%	n	%
Rede mosquiteira	**53**	**48,18**	**52**	**47,27**	**51**	**46,36**	**51**	**46,36**	**50**	**45,45**	**45**	**40,91**
Redes mosquiteiras, repelentes e um ambiente limpo	18	16,36	19	17,27	29	26,36	25	22,73	13	11,82	20	18,18

Mosquiteiro e repelentes	13	11,82	14	12,73	11	10	6	5,45	19	17,27	19	17,27
Quimioprevenção e mosquiteiros	7	6,36	8	7,27	7	6,36	8	7,27	11	10	14	12,73
Um ambiente limpo	16	14,55	14	12,73	7	6,36	12	10,91	8	7,27	6	5,45
Medicamentos	3	2,73	3	2,73	3	2,73	5	4,55	0	0	1	0,91
Repelentes	0	0	0	0	2	1,82	3	2,73	9	8,18	5	4,55
TOTAL	110	100	110	100	110	100	110	100	110	100	110	100

O mosquiteiro foi o meio de prevenção mais frequentemente mencionado em cada sector: 48,18% em Dougoukoro; 47,27% em Plateau; 46,36% em Sokoura e Hèrèmakono; 45,45% em Golf e 40,91% em ACI (quadro XVIII).

6.3. Atitudes em relação ao paludismo

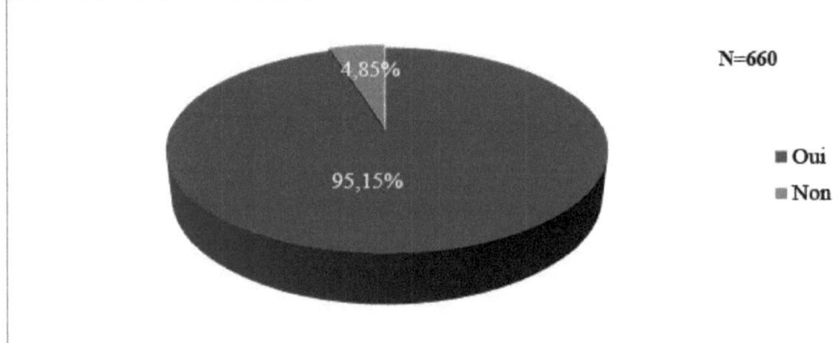

Figura 8: Distribuição dos inquiridos de acordo com o facto de considerarem o paludismo uma ameaça grave à vida

No estudo, 628 inquiridos (95,15%) disseram que o paludismo era uma ameaça grave para as suas vidas (Figura 8).

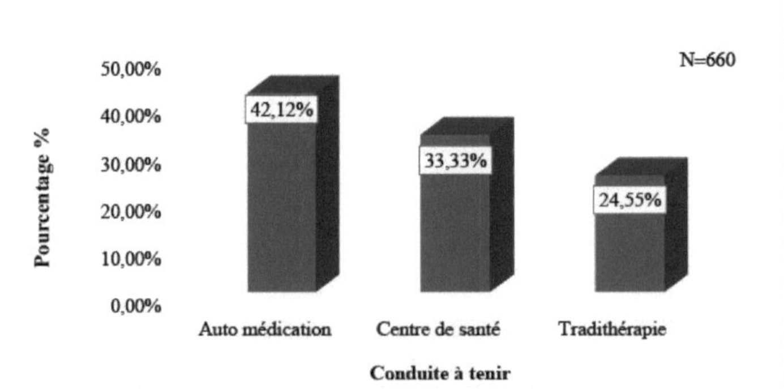

Figura 9: Distribuição dos inquiridos de acordo com as suas atitudes perante a suspeita de malária em termos do que fazer No estudo, 278 inquiridos (42,12%) recorreram à automedicação em caso de malária (Figura 9).

Quadro XIX: Distribuição dos inquiridos de acordo com as suas atitudes face à suspeita de paludismo por sector em termos de medidas a tomar

O que fazer	Auto-medicação		Centro de saúde		Traditerapia		TOTAL	
	n	%	n	%	n	%	n	%
Tabuleiro	**52**	**47,27**	33	30	25	22,73	110	100
ACI	**51**	**46,36**	41	37,27	18	16,36	110	100
Sokoura	**51**	**46,36**	34	30,91	25	22,73	110	100
Hèrèmakono	**48**	**43,64**	36	32,73	26	23,64	110	100
Dougoukoro	36	32,73	**39**	**35,45**	35	31,82	110	100
Golfe	**40**	**36,36**	37	33,64	33	30	110	100

Os inquiridos nos sectores de Plateau, Sokoura, ACI, Hèrèmakono e Golf referiram recorrer mais à automedicação em casos de suspeita de malária (47,27%, 46,36%, 46,36%, 43,64% e 36,36%, respetivamente), enquanto os inquiridos no sector de Dougoukoro referiram recorrer mais ao centro de saúde em casos de malária (35,45%), embora 32,73% também tenham referido recorrer à automedicação (Quadro XIX).

6.4. Práticas de prevenção do paludismo

6.4.1. Posse de redes mosquiteiras

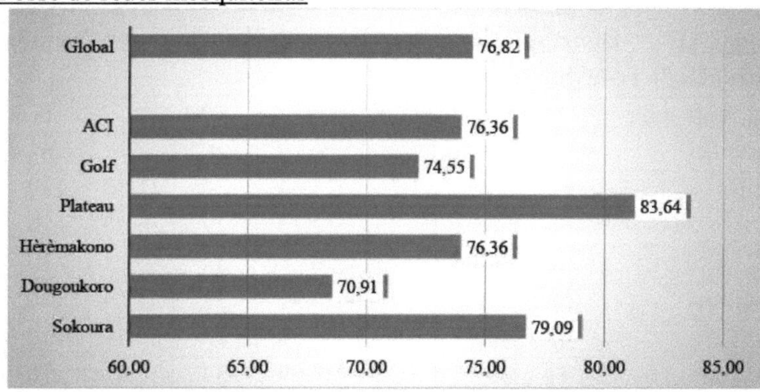

Figura 10: Distribuição dos inquiridos de acordo com a propriedade líquida em geral e por sector

Em todos os sectores, 76,82% confirmaram que tinham uma rede mosquiteira. Os inquiridos de todos os sectores afirmaram possuir uma rede mosquiteira: 79,09% em Sokoura; 70,91% em Dougoukoro; 76,36% em Hèrèmakono; 83,64% em Plateau; 74,55% em Golf e 76,36% em ACI (Figura

10).

6.4.2. Utilização de redes mosquiteiras

Tableau XX: Distribuição dos inquiridos segundo a frequência de utilização de redes mosquiteiras pelos participantes e seus familiares

Categorias de tempo	Mão de obra - Utilização pelos participantes	Frequência (%)
Sempre	**309**	**46,82**
Frequentemente	168	25,45
Nunca	183	27,73
TOTAL	660	100
Categorias de tempo	**Força de trabalho- Utilizar por as suas famílias**	**Frequência (%)**
Sempre	**305**	**46,21**
Frequentemente	252	38,18
Nunca	103	15,61
TOTAL	660	100

Entre os inquiridos, 72,27% disseram que tinham usado uma rede mosquiteira e 84,39% disseram que os membros da sua família usavam uma rede mosquiteira (Quadro XX).

Tableau XXI: Distribuição dos inquiridos de acordo com a frequência de utilização da rede por sector

Utilização de redes mosquiteiras	Sempre		Frequentemente		Nunca		TOTAL	
	n	%	n	%	n	%	n	%
Tabuleiro	**60**	**54,55**	26	23,64	24	21,82	110	100
Sokoura	**56**	**50,91**	25	22,73	29	26,73	110	100
Golfe	**54**	**49,09**	22	20	34	30,91	110	100
Dougoukoro	**50**	**45,45**	23	20,91	37	33,64	110	100
ACI	**45**	**40,91**	40	36,36	25	22,73	110	100
Hèrèmakono	**44**	**40**	32	29,09	34	30,91	110	100

Os inquiridos de todos os sectores utilizam uma rede mosquiteira: 78,19% em Plateau, 77,27% em ACI, 73,64% em Sokoura, 69,09% em Hèrèmakono e Golf e 66,36% em Dougoukoro (Quadro XXI).

Tableau XXII: Distribuição dos inquiridos segundo a utilização de redes mosquiteiras pelos membros da família, por sector

Utilização de redes	Sempre	Frequentemente	Nunca	TOTAL

mosquiteiras pelos membros da família	n	%	n	%	n	%	n	%
Tabuleiro	**70**	**63,64**	32	29,09	8	7,27	110	100
Sokoura	**54**	**49,09**	45	40,91	11	10	110	100
Golfe	**51**	**46,36**	35	31,82	24	21,82	110	100
Dougoukoro	**51**	**46,36**	36	32,73	23	20,91	110	100
Hèrèmakono	43	39,09	**47**	**42,73**	20	18,18	110	100
ACI	36	32,73	**57**	**51,82**	17	15,45	110	100

Entre os inquiridos, 92,73% mencionaram que os seus familiares usam redes mosquiteiras no sector Plateau; 90,00% em Sokoura; 84,55% na ACI; 81,82% em Hèrèmakono; 79,09% em Dougoukoro; e 78,18% em Golf (Quadro XXII).

6.4.3. Verificação do estado das redes mosquiteiras

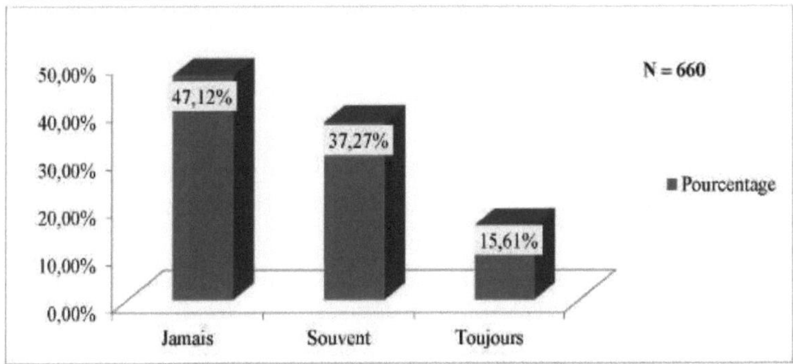

Figura 11: Distribuição dos inquiridos por verificação do estado da rede

No estudo, 311 inquiridos (47,12%) disseram que nunca verificaram o estado das suas redes (Figura 11).

Quadro XXIII: Distribuição dos inquiridos por sector, de acordo com a verificação do estado das redes

Verificação do estado das redes mosquiteiras	Nunca		Frequentemente		Sempre		TOTAL	
	n	%	n	%	n	%	n	%
Tabuleiro	**57**	**51,82**	43	39,09	10	9,09	110	100
Golfe	**57**	**51,82**	30	27,27	23	20,91	110	100
Dougoukoro	**52**	**47,27**	44	40	14	12,73	110	100
Hèrèmakono	**49**	**44,55**	44	40	17	15,45	110	100
ACI	**49**	**44,55**	46	41,82	15	13,64	110	100
Sokoura	**47**	**42,73**	39	35,45	24	21,82	110	100

Os inquiridos de todos os sectores afirmaram que nunca verificaram o estado das suas redes: 51,82% em Plateau e Golf; 47,27% em Dougoukoro; 44,55% em

Hèrèmakono e ACI; e 42,73% em Sokoura (quadro XXIII).

6.5 Grupo de discussão

Neste estudo, foram realizadas três (3) entrevistas de grupo de discussão, uma para cada um dos três sectores, nomeadamente Dougoukoro, Sokoura e ACI, distribuídas da seguinte forma Seis (6) participantes residentes no ACI (incluindo um funcionário aduaneiro de 46 anos, um reformado de 62 anos, um engenheiro de 65 anos, duas donas de casa de 49 e 40 anos e um estudante de 21 anos).

Seis (6) participantes residentes em Sokoura (incluindo uma pessoa de 72 anos, duas donas de casa de 41 e 25 anos, dois comerciantes de 41 e 49 anos e um pequeno comerciante de 23 anos).

Seis (6) participantes que vivem em Dougoukoro (incluindo dois estudantes de 25 e 31 anos; dois trabalhadores de 36 e 29 anos; um pintor de 27 anos e um contabilista de 33 anos).

6.5.1. Conhecimentos sobre a malária

Reconhecer os sinais da malária

As opiniões sobre a malária variavam. A maioria dos inquiridos conhecia os sinais de paludismo. Muitos reconheciam o paludismo através de sinais como febre, dores de cabeça e vómitos (Caixa 1). Este resultado confirma a elevada frequência de conhecimento dos sinais dc paludismo na análise quantitativa.

Caixa 1

"Reconheço a malária numa pessoa quando ela tem febre, dores de cabeça repetidas e dores de cabeça" [Dona de casa, 41 anos, Sokoura]. "Reconheço a malária através de vómitos e febre" [Reformado, 62 anos, ACI].

"Reconheço a malária numa pessoa quando ela tem febre, está a tremer e tem dores" [Contabilista, 33 anos, Dougoukoro].

Outros termos para a malária

A maioria das pessoas chama à malária "sumaya", enquanto outras a chamam "sayi" ou "kônô" na língua vernácula de Bamanankan (Caixa 2).

Caixa 2

"A malária chama-se 'sumaya'" [estudante de 31 anos, Dougoukoro].

"A malária chama-se 'sayi' ou 'sayi djaima'" [72 anos, Sokoura].

"A malária chama-se 'sumaya', outros dizem 'kônô' mas também 'djokadjo'" [funcionário das alfândegas, 46 anos, ACI].

Diferença entre as apresentações da malária em crianças e adultos

A maioria considera que as crianças são as mais vulneráveis ao paludismo porque não conseguem dizer o que se passa com elas. Mesmo antes de os pais se aperceberem que estão doentes, descobrem que foram gravemente afectadas, ao passo que os adultos sabem logo que estão doentes e tomam precauções para garantir melhores cuidados. Isto é confirmado pelas citações dos vários inquiridos que se seguem (Caixa 3).

Caixa 3

"A única diferença é que uma criança não pode dizer que estou doente, ao passo que um adulto pode dizer que o meu corpo está assim; aquece; estou demasiado cansado ou tenho isto. [Estudante, 25 anos, Dougoukoro].

"As crianças têm febre de manhã e à noite, adormecem muito e têm dores de barriga, mas os adultos têm dores de cabeça frequentes e tonturas e salivam muito" [comerciante de 49 anos, Sokoura].

"Sim, há uma diferença, as crianças não podem dizer que estão doentes, mas os adultos sabem quando estão doentes e que é malária" [Dona de casa, 49, ACI].

Factores que favorecem a malária

Os participantes pensavam que as picadas de mosquito eram a causa mais citada de paludismo, mas outros pensavam que, para além das picadas de mosquito, a ingestão de certos alimentos (contendo óleo, ovos, leite, etc.) podia causar paludismo (Caixa 4).

Caixa 4

"A malária é causada pela picada de mosquitos (Anopheles fêmea)" [estudante de 21 anos, ACI].

"Acho que são os mosquitos que transmitem a malária e a ingestão de alimentos que contêm óleo" [comerciante, 41 anos, Sokoura].

"O paludismo transmite-se através dos alimentos" [trabalhador de 36 anos, Dougoukoro].

Mosquitos que transmitem a malária

A maioria dos inquiridos pensava que todos os mosquitos podiam transmitir o paludismo, enquanto outros pensavam que só as fêmeas de Anopheles podiam transmitir o paludismo (Caixa 5).

Caixa 5

"Não, é a fêmea do anopheles que transmite a malária" [Pintor, 27 anos, Dougoukoro].

"Sim, todos os mosquitos podem transmitir a malária" [pequeno comerciante, 23 anos, Sokoura].

"Não, só a fêmea do anopheles pode causar malária" [Dona de casa, 40 anos, ACI].

Proteção contra a malária

Todos os inquiridos tinham conhecimento de formas de prevenir o paludismo (Caixa 6). Os comerciantes e as donas de casa tinham um conhecimento geral de como dormir sob uma rede mosquiteira tratada com inseticida e limpar o ambiente. Os estudantes, empregados do sector privado e funcionários públicos tinham mais conhecimentos, enumerando dormir debaixo de uma rede mosquiteira, utilizar repelentes, saneamento ambiental e quimioprevenção.

Caixa 6

"É preciso dormir debaixo de um mosquiteiro impregnado" [dona de casa de 49 anos, ACI].

"Uso redes mosquiteiras e repelentes" [Pintor, 27 anos, Dougoukoro].

"Vamos juntar toda a gente para varrer, limpar o ambiente e evitar que a água fique estagnada. A água estagnada é o que cria os mosquitos, e são os mosquitos que transmitem a malária. Vamos trabalhar em conjunto para limpar o ambiente e evitar a água estagnada, e depois colocar redes mosquiteiras" [Dona de casa, 41 anos, Sokoura].

6.5.2. Atitudes em caso de paludismo

Atitudes face a casos de suspeita de paludismo

As atitudes variam (Caixa 7), com a maioria dos inquiridos a adotar uma atitude de auto-medicação e a consultar depois um médico. Alguns utilizaram plantas medicinais.

Caixa 7

"Começo com paracetamol e, se não resultar, vou a um centro de saúde com medicamentos tradicionais" [Dona de casa, 41 anos, Sokoura].

"Tomo comprimidos, se não ajudarem, vou a um centro de saúde" [Estudante, 21 anos, ACI].

"Começo pelo tratamento, quer se trate de medicamentos farmacêuticos ou tradicionais para combater a malária" [Trabalhador, 36 anos, Dougoukoro].

Escolher uma pessoa para dormir debaixo de um mosquiteiro se houver apenas uma

A maioria dos inquiridos afirmou que dormir sob redes mosquiteiras era uma prioridade para as crianças (Caixa 8).

Caixa 8

"Eu faço as crianças dormir" [Trabalhador, 29 anos, Dougoukoro].

"Faço dormir as crianças e as mulheres grávidas" [funcionário aduaneiro, 46 anos, ACI].

"Vamos todos para dentro para dormir" [dona de casa de 25 anos, Sokoura].

6.5.3. Práticas em caso de paludismo

O que fazer se suspeitar de malária

A maioria dos inquiridos automedicava-se (Caixa 9). Depois de terem tentado todos os tipos de tratamento sem sucesso, dirigiram-se a um centro de saúde, enquanto outros continuaram a utilizar medicamentos tradicionais, para além de serem tratados num centro de saúde. Uma vez no centro de saúde, muitos continuaram o tratamento prescrito pelos médicos até ficarem curados, enquanto dormiam debaixo de uma rede mosquiteira.

Caixa 9

"Compro medicamentos contra a malária numa farmácia, sobretudo coartem, e encho o estômago com eles durante 3 dias" [Estudante, 25 anos, Dougoukoro].

"Preparo medicamentos tradicionais; mesmo que lhe dê soro num centro de saúde, continuo a dar-lhe plantas medicinais para beber e, em casa, as crianças dormem sempre debaixo de redes mosquiteiras" [comerciante, 49 anos, Sokoura].

"Prestar os primeiros socorros num centro de saúde e fazer com que o doente coma, enchendo-lhe o estômago, mas evitar certos alimentos que contenham óleo e evitar beber leite" [Engenheiro, 65 anos, ACI].

A necessidade de dormir sob uma rede mosquiteira tratada com inseticida

As opiniões sobre a necessidade de dormir debaixo de uma rede mosquiteira eram mistas (Caixa 10). A maioria dos participantes disse que era muito importante dormir debaixo de uma rede mosquiteira e que era um meio de prevenir o paludismo. Outros participantes, porém, disseram que era mais necessário viver num ambiente limpo; na sua opinião, enquanto o ambiente fosse insalubre, seria difícil erradicar o paludismo.

Caixa 10

"Não, porque só nos protege quando vamos dormir, enquanto nós passamos mais tempo ao ar livre" [Reformado 62, ACI].

"Sim, é muito importante, protege-nos a nós e aos nossos filhos contra a malária" [comerciante, 23 anos, Sokoura].

"Sim, é muito importante, protege-nos contra a malária" [Contabilista, 33 anos, Dougoukoro].

Capítulo 7

COMENTÁRIOS E DEBATE

7. Comentários e debate

7.1. Dados sócio-demográficos

- **Género**

Neste estudo, 54,09% dos participantes eram do sexo feminino. Esta predominância feminina foi também relatada por TAGNE L em 2021, que descobriu que em Koulouba, 78Sogonafing e Point G o sexo feminino era o mais representado em 50,86% [47], e contrariamente ao de TRAORE A em 2020, que descobriu que em Kalifabougou o sexo masculino era o mais representado em 56,30% [31]. Esta diferença pode ser explicada pela frequência de mulheres nos agregados familiares na altura da recolha de dados do estudo.

- **Estado civil e profissão**

Durante o estudo, a maioria dos inquiridos (54,85%) era casada, resultado inferior ao encontrado por KEITA A num estudo também realizado em Baco-Djicoroni em 2012, onde 85,50% dos inquiridos eram casados [48].

Os funcionários públicos dominaram o estudo com 23,33%. Este resultado é diferente do encontrado em 2013 por SAMAKE OS na comuna 5 do distrito de Bamako, onde 56,70% eram donas de casa [49].

Esta diferença pode ser explicada pelo facto de a recolha de dados para o estudo ter sido efectuada mesmo aos fins-de-semana e de muitos funcionários públicos estarem presentes em casa.

7.2. Conhecimentos sobre a malária

- **Fontes de informação**

Uma das principais fontes de informação sobre a malária para a população foram os meios de comunicação (TV, rádio, jornais, etc.) com 40,59%. Este resultado foi inferior ao do estudo GOITA A na área sanitária de Baguineda em 2010 com 46,00% [50]; e também é diferente do estudo realizado por KEITA A no distrito de

Baco-Djicoroni em 2012 com 53,50% [48]. Esta diferença de valores deve-se ao facto de os meios de comunicação social como a televisão, a rádio, etc. (que são acessíveis a muitas pessoas) não divulgarem suficientemente informações sobre a malária e já não serem seguidos como antigamente. (que são acessíveis a muitas pessoas) não divulgam suficientemente informações sobre o paludismo e já não são seguidos como antigamente.

- **Sinais de malária**

A febre foi o sinal de malária mais evocado pelos participantes com 59,70%, seguida das dores de cabeça com 59,39% e dos vómitos com 46,52%. DIALLO R encontrou no seu estudo realizado em Niamakoro em 2018 para os sinais de malária, que as dores de cabeça foram o sinal mais evocado pelos participantes com 93,40%, seguido de febre com 90,20% e vómitos com 88,00% [12].

Num estudo realizado em Koulouba, Sogonafing e Point G por TAGNE L em 2021, a febre foi o sinal mais frequentemente mencionado pelos participantes (94,54%), seguido de dores de cabeça (80,46%) e fadiga geral (70,97%) [47].

- **Conhecimento do modo de transmissão**

No estudo, as picadas de mosquito foram mencionadas por 67,12% dos participantes, seguidas das picadas de mosquito e do consumo de alimentos (12,73%).

GOITA MK encontrou em Ouéléssébougou em 2012 que as picadas de mosquito foram citadas por 54,40% dos participantes, seguidas pelo consumo de alimentos gordurosos citados por 38,20% [11]. TAGNE L, encontrou em Koulouba, Sogonafing e Point g em 2021 que as picadas de mosquito foram citadas por 99,43% e o consumo de alimentos impróprios foi citado por 54,31% [47]. COULIBALY IH descobriu em 2012 na comuna rural de Bancoumana (comuna localizada no distrito sanitário de Kati) que as picadas de mosquito foram citadas por apenas 12,20% e 66,90% citaram as picadas de mosquito e alimentos gordurosos como a causa da malária [51]. SAMAKE OS descobriu na comuna 5 do distrito de Bamako em 2013 que as picadas de mosquito foram citadas por 31% e 22,5% citaram picadas de mosquito e alimentos gordurosos [49].

- **Conhecimento das medidas de prevenção**

No presente estudo, 45,68% dos participantes mencionaram as redes mosquiteiras como o meio de prevenção da malária mais utilizado, seguido da utilização de redes mosquiteiras, repelentes e um ambiente limpo com 18,82%. TAGNE L, constatou no seu estudo em Koulouba, Sogonafing e Point G em 2021 que a rede mosquiteira era o meio de prevenção mais utilizado com 85,55%, seguido da utilização de espirais repelentes de mosquitos com 69,65% e da limpeza dos arredores da casa com 67,34%, depois apenas 13,22% não tinham rede mosquiteira [47]. GOITA MK constatou no seu estudo em Ouéléssébougou em 2012 que 80,75% dos indivíduos tinham dormido sob uma rede mosquiteira na noite anterior ao inquérito [11].

Esta diferença pode ser explicada pelo facto de os participantes neste estudo utilizarem outros meios de proteção contra a malária para além da rede mosquiteira, e também pelo facto de nem todos possuírem uma rede mosquiteira.

7.3. **Atitudes em relação à malária**

- **A malária como uma ameaça grave para a vida**

Os resultados do inquérito revelaram que 95,15% dos inquiridos consideravam a malária como uma ameaça grave para a vida. Descreveram-no como uma doença grave e fatal. No estudo de DIALLO R no distrito periurbano de Niamakoro (Bamako, Mali) em 2018, 97,8% dos participantes consideraram a malária como uma doença grave e fatal [12].

- **O que fazer**

No estudo, 42,12% dos participantes recorreram primeiro à automedicação em caso de suspeita de paludismo, seguidos de 33,33% que se dirigiram ao centro de saúde e 24,55% que recorreram à terapia tradicional. No seu estudo de 2019 em Ségou, FANE B constatou que 38,20% das mães inquiridas citaram a automedicação tradicional como o seu primeiro recurso em caso de paludismo. Este facto pode ser explicado pelo forte domínio das suas crenças culturais [52]. DIALLO R constatou no seu estudo de 2018 que 91,80% dos participantes recorriam ao centro de saúde mais próximo em caso de malária, seguido de 78,50% para o paracetamol e 49,90% para um antipalúdico moderno [12]. SAGARA A, no seu estudo em Fana em 2018, constatou que 90,20% das mães inquiridas recorreram ao centro de saúde em caso de malária e 54,00% deram como motivo um melhor tratamento [53].

No seu estudo de 2000 no Benim, Kiniffo et al constataram que 80,20% dos inquiridos recorriam ao centro de saúde em caso de paludismo grave; 1,5% recorriam a curandeiros tradicionais e 17,70% recomendavam orações ou a continuação do tratamento em casa [54].

Esta diferença de números deve-se ao facto de o estudo se ter centrado nos adultos, a maioria dos quais prefere automedicar-se como primeiro recurso se suspeitarem de paludismo, ao contrário das crianças (0-5 anos) que são mais vulneráveis ao paludismo e cujas mães preferem ir diretamente ao centro de saúde para um melhor tratamento e recuperação.

7.4. **Práticas de prevenção**

- Utilização de redes mosquiteiras

Quase todos os participantes foram unânimes quanto à eficácia, à importância e ao lugar das redes mosquiteiras tratadas com inseticida, da pulverização residual interna, da utilização de repelentes e da quimioprevenção na prevenção da malária. No estudo, 72,27% dos participantes afirmaram ter utilizado redes mosquiteiras.

TRAORE MK constatou em 2013, em Samè, na comuna III do distrito de

Bamako, na sua amostra, que 80,20% dos participantes usavam redes mosquiteiras, dos quais 254 ou 98,10% usavam redes tratadas com inseticida [55]. SANGARE M durante o seu estudo em Samè na comuna III do distrito de Bamako constatou em 2013 que 71,1% dos participantes utilizavam redes mosquiteiras tratadas com inseticida e 14,5% dos participantes utilizavam redes mosquiteiras simples [56].

7.5. Limites do estudo

Foi realizado um estudo prospetivo transversal sobre os conhecimentos, atitudes e práticas da população da área de saúde de Baco-Djicoroni relativamente à prevenção da malária. No entanto, o inquérito tem algumas limitações. Havia a possibilidade de viés de informação porque os inquiridos não foram observados diretamente nas suas práticas, mas de acordo com as suas declarações. Durante o período do inquérito, a primeira dificuldade encontrada foi a recusa de alguns residentes em participar por não conseguirem obter redes mosquiteiras ou dinheiro antes da entrevista. Além disso, o número de participantes em cada sector deveria ser proporcional ao número de habitantes de cada sector, enquanto que este estudo considerou um valor igual para todos os sectores.

Capítulo 8

CONCLUSÃO E RECOMENDAÇÕES

8. Conclusões e recomendações

Conclusão

A população estudada em Baco-Djicoroni encara a malária como uma doença grave e fatal. O sinal mais frequente foi a febre; o nível de vida, com rendimentos baixos e médios, foi mais frequentemente mencionado pela população em relação às suas despesas diárias e mensais. Na prática, a população estudada afirmou proteger-se da malária através do uso de redes mosquiteiras. A auto-medicação foi o primeiro recurso de cuidado entre a população estudada. Em caso de insucesso, a população recorre aos centros de saúde.

Recomendações

Ministério da Saúde e do Desenvolvimento Social :

❖ Diversificar os canais de comunicação na luta contra a malária, nomeadamente através da inclusão das redes sociais;

❖ Aumentar a divulgação de informações sobre os métodos de prevenção da malária através da rádio, da televisão e dos jornais.

O Programa Nacional de Controlo da Malária (PNLP):

❖ Reforçar as campanhas de sensibilização do público para promover a utilização de redes mosquiteiras impregnadas;

❖ CCC sobre os benefícios da utilização de redes mosquiteiras tratadas com inseticida ;

❖ Tornar os mosquiteiros mais acessíveis à população local.

Aos prestadores de cuidados de saúde :

❖ Continuar a sensibilizar o público para os métodos de prevenção da malária e para o recurso rápido aos serviços de saúde;

❖ Criar uma equipa de sensibilização e informação porta-a-porta sobre a transmissão da malária e os métodos de prevenção.

Ao público:

❖ Evitar a auto-medicação em caso de suspeita de malária;

❖ Dirigir-se ao centro de saúde logo que apareça febre ou outros sinais de malária;

❖ Higienizar as áreas de estar, dormir sob uma rede mosquiteira;

❖ Respeitar as medidas preventivas recomendadas pelo programa nacional de luta contra a malária.

REFERÊNCIAS

[1] Organização Mundial de Saúde, "Estratégia Técnica Global para a Malária 2016-2030", 2015. https://www.who.int/fr/publications-detail/9789241564991 (consultado em 5 de janeiro de 2023).

[2] BOURGEOIS Evelyne, "Malária (ANOFEL) Association Française des Enseignants de Parasitologie et Mycologie 2014", *Artigo*, 2014. https://fr.readkong.com/page/paludisme-association-francaise-des- enseignants-de-6695706 (acedido em 19 de janeiro de 2023).

[3] OMS, "Report of the Ministerial Conference on Malaria, Amsterdam, 26-27 October 1992", *Relatório*, outubro de 1992. https://apps.who.int/iris/handle/10665/58663 (consultado em 11 de janeiro de 2023).

[4] TRAORE Yaya Toumani, "Inventaire des répulsifs anti moustiques dans le district de Bamako, MALI", *Thèse Pharmacie*, 2012. https://www.bibliosante.ml/handle/123456789/1447?show=full (acedido em 23 de janeiro de 2023).

[5] TRAORE. D. COULIBALY. D. DOUMBO. O. KYALO. D. MAINA. J. K. MACHARIA. P. M. OKIRO. E. A. SNOW. R. W. THURANIIRA. P. N. GIORGI. E. D. N. H. L. L. L. R. L. C. KONATE.M, "Profil de l'épidémiologie et de la lutte contre le paludisme au MALI", *Relatório*, 2018.

[6] OMS, "Malaria", *Relatório*, 2021. https://www.who.int/fr/news- room/fact-sheets/detail/malaria (acedido em 16 de janeiro de 2023).

[7] OMS, "The Impact of Our Projects: Accelerating Access to Seasonal Malaria Chemoprevention", *Relatório*, 2012.

[8] OMS (Organização Mundial de Saúde), "World Malaria Report 2022", *Relatório*, 2022. https://www.who.int/publications/i/item/9789240064898 (consultado em 10 de julho de 2023).

[9] Instituto Nacional de Estatística (INSTAT), "Mali - Enquête Démographique et de Santé 2018", *relatório*, 2019. https://microdata.worldbank.org/index.php/catalog/3526 (consultado em 11 de abril de 2023).

[10] GOUTILLE Fabienne, "Connaissances, attitudes et pratiques dans l'éducation au risque : mettre en oeuvre les études CAP : guide à l'intention des chefs de projet pour les études CAP", *Artigo*, outubro de 2009. https://catalogue.bnf.fr/ark:/12148/cb42265258d (acedido em 16 de janeiro de 2023).

[11] GOITA Moussa K, " Connaissance, attitudes et pratique des populations face au paludisme à " Ouéléssébougou " de Novembre 2009 à Août 2011 ", *Thèse Médecine*, 2012.
https://www.bibliosante.ml/handle/123456789/1415?show=full (consultado em 11 de janeiro de 2023).

[12] DIALLO Rapha, "Connaissances, attitudes et pratiques de la population face au paludisme dans un quartier péri urbain de Bamako : Niamakoro", *Thèse Médecine*, 2018. https://bibliosante.ml/handle/123456789/2037 (acedido em 11 de janeiro de 2023).

[13] Organização Mundial da Saúde, "World malaria report 2021", *Relatório*, 2021. https://www.who.int/teams/global-malaria- programme/reports/world-malaria-report-2021 (consultado em 11 de janeiro de 2023).

[14] GUINDO Banou, "Etude de la dispensation des médicaments dans les officines de Bamako", *Thèse Pharmacie*, 2021.
https://bibliosante.ml/handle/123456789/4710 (consultado em 11 de janeiro de 2023).

[15] Le Robert, "Definição - Conhecimento, Le petit Robert de la langue française 2023", *Livro*, 20 de setembro de 2022.
https://dictionnaire.lerobert.com/definition/connaissance (consultado em 31 de julho de 2023).

[16] Le Robert, "Definição - Atitude, Le petit Robert de la langue française 2023", *dicionário em linha*, 20 de setembro de 2022.
https://dictionnaire.lerobert.com/definition/attitude (consultado em 31 de julho de 2023).

[17] Le Robert, "Definição - Pratique, Le petit Robert de la langue française 2023", *dicionário em linha*, 20 de setembro de 2022.
https://dictionnaire.lerobert.com/definition/pratique (consultado em 31 de julho de 2023).

[18] Presidência da República do MALI, "Mali - Loi n° 02-049/ du 22 juillet 2002 portant loi d'orientation sur la santé", *Artigo*, abril de 2008.
https://www.ilo.org/dyn/natlex/natlex4.detail?p_lang=fr&p_isn=96993 (acedido em 16 de janeiro de 2023).

[19] B. G. T. D. BOURDILLON François, "Santé / Prévention - Définition du concept de " Prévention en Santé Publique " | AP-HM", *Edition Médecine-Sciences Flammarion.* http://fr.ap-hm.fr/sante- prevention/definition-concept (acedido em 16 de janeiro de 2023).

[20] SAMASSA Famory, "Etude de la saisonnalité du paludisme à Plasmodium falciparum en milieu urbain de Bamako", *Thèse Médecine*, 2010.

[21] PNLP, "Plan Stratégique de Lutte Contre le Paludisme 2013-2017",

agosto de 2013.
[22] COULIBALY Bacoura Issaka, "Connaissance attitude et pratique face au paludisme de la population du village de Nanguilabougou et aux environnants, commune rurale de à Bancoumana (Mali", *Thèse Médecine*, 2012. https://www.bibliosante.ml/handle/123456789/1386 (acedido em 11 de janeiro de 2023).
[23] O.-P. E. C. V Pages F, "Vectores da malária: biologia, diversidade, controlo e proteção individual - EM consulta", *Medicina e Doenças Infecciosas*, 2007. https://www.em-consulte.com/article/60272/vecteurs- du-paludisme-biologie-diversite-controle- (consultado em 11 de janeiro de 2023).
[24] Medicina tropical, "Actualidades 2016 sobre as grandes endemias Professor Pierre Aubry, Doutor Bernard-Alex Gaüzère. Atualizado em 18/03/ PDF Free Download", 2021. https://docplayer.fr/23946022-Grandes-endemies-actualites-2016-professeur-pierre-aubry-docteur-bernard-alex-gauzere- mise-a-jour-le-18-03-2016.html (consultado em 11 de janeiro de 2023).
[25] BEAVOGUI Abdoul Habib, "Papel da apoptose na transmissão do Plasmodium falciparum. Ciências Agrárias. Université Claude Bernard- Lyon I, 2010. Francês", *Tese*, 2010. https://theses.hal.science/tel- 00825158 (acedido em 11 de janeiro de 2023).
[26] Sciensano, "AVIQ (Agência para uma Vida de Qualidade): Malária", *artigo*, 2016.
[27] THOMAS Hélène, "Notícias sobre a malária. Ce que doit savoir le pharmacien d'officine - Archive ouverte HAL", *Artigo*, março de 2018. https://hal.univ-lorraine.fr/hal-01733720/ (acedido em 19 de janeiro de 2023).
[28] L. Ben Daoud, "Maludisme à plasmodium ovale: Expérience du service de médecine interne de l'Hôpital Militaire Avicenne de Marrakech", *Tese*, 2018.
[29] M. Cissoko *et al*, "Stratification at the health district level for targeting malaria control interventions in Mali", *Scientific Reports 2022 12:1*, vol. °12, n 1, p. 1-17, maio de 2022, doi: 10.1038/s41598-022-11974-3.
[30] CISSOKO Mady, "Etude de l'épidémiologie du paludisme en fonction des facteurs météorologiques et sociétaux au Mali", *Tese*, 2022. https://www.theses.fr/2022AIXM0245 (acedido em 11 de abril de 2023).
[31] TRAORE Abdoulaye, "Etude épidémiologique du paludisme en 2019 dans une cohorte de volontaires à Kalifabougou", *Thèse Médecine*, 2020. https://www.bibliosante.ml/handle/123456789/4118?show=full (acedido em 11 de janeiro de 2023).
[32] Dr. MENTA Djenebou TRAORE, "Cours en médecine sur le paludisme", *Med Interne*.
[33] PNLP, "DIRECTIVES NATIONALES POUR LA PRISE EN CHARGE

DES CASES DE PALUDISME AU MALI", Mali, junho de 2016.
[34] TANGARA Abdoulaye, "Prescrição e disponibilidade de antipalúdicos nos Cscom da comunidade urbana de Kati", *Tese de Farmácia*, 2006.
[35] SISSOKO Fadigui, "Atitude e prática do pessoal de saúde face aos casos de paludismo no CsCom de Torokorobougou e Quartier Mali em Bamako", *Tese de Medicina*, 2014.
https://www.bibliosante.ml/handle/123456789/624 (consultado em 11 de janeiro de 2023).
[36] OMS, "Implementation of malaria in pregnancy programmes in the context of World Health Organization (WHO) recommendations for antenatal care to make pregnancy a positive experience", *Relatório*, janeiro de 2018. https://apps.who.int/iris/handle/10665/259955 (acedido a 11 de janeiro de 2023).
[37] Programa Mundial de Luta contra o Paludismo da OMS, "Recomendação política da OMS: quimioprevenção sazonal do paludismo para controlar o paludismo por Plasmodium falciparum em zonas de elevada transmissão sazonal na sub-região do Sahel em África", *Relatório*, março de 2012.
https://apps.who.int/iris/handle/10665/337982?show=full (consultado em 11 de janeiro de 2023).
[38] METAIS. M. ,TRAORE. I. CHARPENTIER.P, " Diagnostic architectural, urbain et environnemental du [sous]quartier Fitribougou de Baco-Djicoroni à Bamako - MALI - PDF Téléchargement Gratuit ", *Article*, 2009. https://docplayer.fr/37227403-Diagnostic-architectural-urbain-et-environnemental-du-sous-quartier-fitribougou-de-baco-djicoroni-a- bamako-mali.html (acedido em 11 de janeiro de 2023).
[39] SurveyMonkey Audience, "Calculando o número de participantes necessários | Ajuda do SurveyMonkey", *Artigo*.
https://help.surveymonkey.com/fr/surveymonkey/solutions/calculating-respondents/ (acedido em 16 de janeiro de 2023).
[40] Le Robert, "Definição - Nível de vida, Le petit Robert de la langue française 2023", *dicionário em linha*, 20 de setembro de 2022.
https://dictionnaire.lerobert.com/definition/niveau (consultado em 31 de julho de 2023).
[41] J.-M. Hourriez e L. Olier, "Niveau de vie et taille du ménage : estimations d'une échelle d'équivalence", *Economie et Statistique*, vol. °308, n 1, pp. 65-94, 1998, doi: 10.3406/ESTAT.1998.2591.
[42] Le Robert, "Definição - Revenu, Le petit Robert de la langue française 2023", *dicionário em linha*, 20 de setembro de 2022.
https://dictionnaire.lerobert.com/definition/revenu (consultado em 31 de julho de 2023).

[43] Mladen Adamovic, "Salaire moyen au Mali", *numbeo*, abril de 2009. https://www.journaldunet.com/business/salaire/mali/pays-mli (acedido em 23 de fevereiro de 2023).
[44] Government Activity Thesaurus, "Definition: Low Income Family", *TAG online*, 2000.
https://www.thesaurus.gouv.qc.ca/tag/terme.do?id=5429 (consultado em 23 de fevereiro de 2023).
[45] Institut de la Statistique du Québec, "Revenu - Définitions et informations utiles". https://statistique.quebec.ca/fr/produit/publication/cdmi-revenu (consultado em 7 de março de 2023).
[46] Statistics Canada, "Appendix 3.1 Derived Statistics - Dictionary of the National Household Survey (NHS)," *Artigo*, 2011. https://www12.statcan.gc.ca/nhs-enm/2011/ref/dict/a3-1-fra.cfm (consultado em 28 de fevereiro de 2023).
[47] MEKOWA TAGNE Laurence Larissa, "Paludisme: connaissances, pratiques de prévention et itinéraires thérapeutiques à Koulouba, Sogonafing et Point G (Bamako, Mali)", *Thèse Médecine*, 2021. https://www.bibliosante.ml/handle/123456789/4599 (acedido em 11 de janeiro de 2023).
[48] KEITA Abdoulaye, "Prise en charge du paludisme présumé simple chez les enfants de 0-59 mois au centre de santé de Baco Djicoroni", *Tese de Medicina*, setembro de 2012.
https://www.bibliosante.ml/handle/123456789/1419?show=full (consultado em 11 de janeiro de 2023).
[49] SAMAKE Ousmane Sekou, "Etude des connaissances, attitudes, et pratiques des mères d'enfants de 0 à 59 mois sur le paludisme en commune V du district de Bamako", *Thèse Médecine*, 2013.
https://www.bibliosante.ml/handle/123456789/1784 (consultado em 11 de janeiro de 2023).
[50] GOITA Aïssata, "Conhecimentos, atitudes e práticas das pessoas face ao paludismo na zona sanitária de Baguineda", 2010.
[51] COULIBALY Issa Harouna, "Etude sur les connaissances, attitudes et pratiques des mères d'enfants de 0 à 59 mois sur le paludisme dans la commune rurale de Bancoumana", *Tese de Medicina*, 2012.
https://www.bibliosante.ml/handle/123456789/1406 (consultado em 11 de janeiro de 2023).
[52] FANE Bakary, "Evaluation de la prise en charge du paludisme chez les enfants de 0 à 59 mois admis dans le centre de santé communautaire de Farako", *Thèse Médecine*, 2019.

https://www.bibliosante.ml/handle/123456789/4285 (consultado em 11 de janeiro de 2023).
[53] SAGARA Abdramane, "Etude des connaissances, attitudes, et pratiques des mères d'enfants de 0 à 59 mois sur le paludisme dans la commune urbaine de Fana", *Tese de Medicina*, 2018. https://www.bibliosante.ml/handle/123456789/1943?show=full (consultado em 11 de janeiro de 2023).
[54] I. R. KINIFFO, L. AGBO-OLA, S. ISSIFOU, e A. MASSOUGBODJI, " Les mères des enfants de moins de cinq ans et le paludisme dans la vallée de Dangbo au sud-est du Benin ", *Med Afr Noire*, vol. °47, n 1, p. 27-33, 2000.
[55] TRAORE Mahamadou Kassa, "Utilisation des moustiquaires imprégnées d'insecticide et la survenue du paludisme au sein des ménages de Samé en commune III du district de Bamako", *Thèse Médecine*, 2013. https://www.bibliosante.ml/handle/123456789/684 (consultado em 11 de janeiro de 2023).
[56] SANGARE Marguérite, "Stratégies de lutte contre le paludisme: utilisation des moustiquaires imprégnées d'insectes au sein des ménages de Samé en commune III du district de Bamako", 2013.

10. Apêndices

Ficha de dados de segurança do material

Último nome: TRAORE **Nome próprio:** RAMATA YAKARE

Correio eletrónico: ramatayakaretraore@!gmail.com Telefone: (+223) 73456730

Título da tese: Conhecimentos, atitudes e práticas da população da área sanitária de Baco-Djicoroni relativamente à prevenção da malária.

Ano académico : 2021-2022 **Cidade de defesa da tese :** Bamako

País de origem: MALI **Local de depósito:** Biblioteca FMOS

Áreas de interesse: Saúde pública, ciências sociais e ética da prevenção.

Resumo

Este foi um estudo transversal prospetivo dos conhecimentos, atitudes e práticas preventivas das pessoas na área de saúde de Baco-Djicoroni.

O estudo transversal, que envolveu 660 adultos com 18 anos ou mais, foi realizado de junho de 2021 a novembro de 2021. O seu objetivo era avaliar os conhecimentos, atitudes e práticas das pessoas na área de saúde de Baco-Djicoroni relativamente à prevenção da malária.

O estudo abrangeu os residentes de Sokoura, Hèrèmakono, Dougoukoro, Plateau, Golf e ACI. Foi aplicado um questionário a 110 pessoas por sector durante pelo menos 6 meses. Selecionámos as famílias ao acaso e entrevistámos cada pessoa individualmente e separadamente para evitar qualquer influência de uma família para outra. Quanto ao guião da entrevista do grupo de discussão, com a autorização dos participantes, as entrevistas foram gravadas com um ditafone.

Foram entrevistadas 357 mulheres (54,09%) e 303 homens (45,91%).

O nível de vida com um rendimento baixo foi mais frequentemente mencionado em quatro sectores: Plateau (68,18%), Sokoura (51,82%), Dougoukoro (50,91%) e Hèrèmakono (48,18%): Golfe (44,55%) e ACI (40,00%).

A febre (corpo quente) com 59,70% foi o sinal mais frequente, seguido das dores de cabeça com 59,39% e dos vómitos com 46,52%. As picadas de mosquito foram o sinal mais frequentemente mencionado (67,12% dos participantes), seguido das picadas de mosquito e do consumo de alimentos impróprios (12,73%). A maioria dos participantes tinha uma rede mosquiteira (76,82%).

O primeiro local de procura de cuidados foi a auto-medicação (42,12%), seguida de uma visita a um centro de saúde (33,33%).

A rede mosquiteira foi o método mais utilizado, representando 45,76%.

A população de Baco-Djicoroni considerava a malária como uma doença grave e fatal e atribuía a maior parte da doença às picadas de mosquito, pelo que a maioria das pessoas usava redes mosquiteiras tratadas com inseticida para a prevenir.

Palavras-chave: **Malária, conhecimento, atitude, prática, área da saúde, prevenção.**

Ficheiro sinalético

Nome: TRAORE **Nome próprio**: RAMATA YAKARE

Endereço de correio eletrónico: ramatayakaretraore@gmail.com **Número de telefone**: (+223)73456730

Título da tese: conhecimentos, atitudes e práticas das populações da área sanitária de Baco-Djicoroni sobre a prevenção do paludismo

Ano académico: 2021-2022 **Cidade de defesa**: Bamako
País de origem: Mali **Local de depósito**: Biblioteca FMOS
Sectores de interesse: saúde pública, ciências sociais e ética da prevenção.

Resumo

Trata-se de um estudo transversal prospetivo sobre os conhecimentos, as atitudes e as práticas de prevenção das populações da zona de saúde de Baco-Djicoroni.

O estudo transversal, envolvendo 660 adultos com 18 anos ou mais, foi realizado de junho de 2021 a novembro de 2021, ou seja, um período de 6 meses. O seu objetivo era avaliar os conhecimentos, atitudes e práticas das populações da área sanitária de Baco-Djicoroni sobre a prevenção da malária.

O estudo incidiu sobre os habitantes que residem em Sokoura, Hèrèmakono, Dougoukoro, Plateau, Golf ou ACI. Foi aplicado um questionário a 110 pessoas por sector durante pelo menos 6 meses. Selecionámos as famílias ao acaso e todas as pessoas foram entrevistadas individualmente e separadamente para evitar influências mútuas. Relativamente ao guião da entrevista de grupo de discussão, com a autorização dos participantes, as entrevistas foram gravadas por um ditafone.

Foram entrevistadas 357 mulheres ou 54,09% e 303 homens ou 45,91%.

Quanto ao nível de vida, o rendimento baixo foi o mais mencionado em quatro sectores, nomeadamente: Plateau ou 68,18%; Sokoura ou 51,82%; Dougoukoro ou 50,91%; Hèrèmakono ou 48,18% e o rendimento médio foi o mais mencionado em dois sectores, nomeadamente: Golfe ou 44,55% e ACI ou 40,00%.

A febre (corpo quente), com 59,70%, foi o sinal mais comum, seguida da dor de cabeça, com 59,39%, e dos vómitos, com 46,52%. A picada de mosquito foi a mais mencionada por 67,12% dos participantes, seguida de picadas de mosquito e consumo de alimentos com 12,73%. A maioria dos participantes tinha uma rede mosquiteira, ou seja, 76,82%.

O primeiro local de procura de cuidados foi a automedicação, com 42,12%, respetivamente, seguida de uma consulta num centro de saúde, com 33,33%, respetivamente.

O mosquiteiro foi o meio mais utilizado com 45,76%.

A população de Baco-Djicoroni considerava a malária como uma doença grave e mortal e atribuía a doença principalmente às picadas de mosquito, pelo que utilizava sobretudo redes mosquiteiras impregnadas de insecticidas para a prevenir.

Palavras-chave: **Malária, Conhecimentos, Atitudes, Práticas, Área da Saúde, Prevenção**

Questionário :

Conhecimentos, atitudes e práticas das pessoas na área sanitária de Baco-Djicoroni relativamente à prevenção do paludismo

Secção 1: Caraterísticas sócio-demográficas

Perguntas

1. Residência (sector) :
2. Género :
3. Idade :
4. Nacionalidade :
5. Estado civil :
6. Nível de estudos :
7. Profissão :
8. Religião :
9. Grupo étnico :
10. Nível de vida :

Secção 2: Conhecimentos sobre a malária, a sua transmissão e prevenção

11. Sabe o que é a malária? sim ... não ...

Em caso afirmativo, como é que tem acesso a informações sobre o paludismo?

12. Conhece os sinais da malária? Se sim, diga alguns.
13. Como é que a malária é transmitida
14. Sabia que os mosquitos são os vectores da malária? sim... não...

Em caso afirmativo, que tipo de mosquito transmite a malária?

15. Quantos tipos de mosquitos conheces?
16. Sabe quando é que o mosquito da malária pica (de dia ou de noite)? sim... não.

Em caso afirmativo, especificar quando

17. Sabes onde vive o mosquito da malária? Sim. Não.

Em caso afirmativo, especificar

18. Que medidas preventivas podem ser tomadas contra a malária?

Secção 3: Atitudes em relação à malária e à sua prevenção

19. Qualquer pessoa pode contrair malária?

Discordo totalmente. Discordo... Concordo. Concordo plenamente.

Justifique a sua resposta

20. Só as crianças e as mulheres grávidas estão em risco?

Discordo totalmente. Discordo. Concordo. Concordo totalmente.

Explique a sua resposta

21. O que é que faria se fosse confrontado com um caso de malária?
22. a) Utilização do centro de saúde

1- Sim / /2- Não / /

22.b) Utilização de curandeiros tradicionais

1- Sim / /2- Não / /

22.c) Auto-medicação

1- Sim / /2- Não / /

22. A malária é uma doença que põe em risco a vida?

Discordo totalmente... Não concordo... Concordo... Concordo totalmente...

Justifique a sua resposta

23. Dormir debaixo de uma rede mosquiteira à noite pode prevenir a malária?
Discordo totalmente. Eu discordo. Concordo. Concordo totalmente.
Explique a sua resposta

24. O facto de não utilizar redes mosquiteiras quando há menos mosquitos pode aumentar o risco de contrair malária?
Discordo totalmente. Eu discordo. Concordo. Concordo totalmente.
Justifique a sua resposta

Secção 4: Práticas de prevenção da malária

25. Têm rede mosquiteira? sim .não.
Se sim, quantos tem?

26. Com que frequência dorme debaixo de um mosquiteiro?
Sempre Muitas vezesNunca
Justifique a sua resposta

27. Com que frequência é que os membros da sua família dormem debaixo de um mosquiteiro?
Sempre Muitas vezesNunca
Explique a sua resposta

28. Com que frequência verifica se a sua rede mosquiteira tem furos de reparação?
Sempre Muitas vezesNunca
Justifique a sua resposta

29. Com que frequência utiliza repelentes?
Sempre Muitas vezesNunca
Explique a sua resposta

30. Com que frequência utiliza os aspersores em sua casa?
Sempre Muitas vezesNunca
Justifique a sua resposta

31. Com que frequência monda o seu jardim e a área circundante?
Sempre Muitas vezesNunca
Explique a sua resposta

32. Com que frequência remove a água estagnada do seu quintal e da área circundante?
SempreMuitas vezesNunca
Justifique a sua resposta

Guia de entrevista para grupos de discussão

Introdução :

Olá, sou estudante de medicina e chamo-me

Estou a trabalhar na minha tese de doutoramento em medicina sobre a malária: conhecimentos, atitudes e práticas das pessoas na área de saúde de Baco-Djicoroni relativamente à prevenção da malária.

Gostaria de saber quais são os vossos conhecimentos, atitudes e práticas no que diz respeito à prevenção da malária.

Não há respostas erradas, todas as respostas são corretas e ajudar-nos-ão a conhecê-lo e a compreendê-lo melhor para que possamos trabalhar em conjunto de forma mais eficaz.

Os seus comentários e nomes permanecerão completamente anónimos e estritamente confidenciais.

É livre de participar e de se retirar da entrevista em qualquer altura. Permaneço à vossa inteira disposição para qualquer informação ou esclarecimento adicional sobre pontos que não tenham sido compreendidos.

Folha de registo do grupo de discussão

N°	TEMAS	SUB-TEMAS
1	Conhecimentos sobre a malária	Pode dizer-me como reconhece que alguém tem um problema? malária? A malária apresenta-se de forma diferente em crianças e adultos? Existe mais do que um termo para a malária? O que é que causa a malária? Todos os mosquitos transmitem a malária? malária? O que devo fazer para me proteger contra a malária?
2	Atitudes em caso de paludismo	O que é que faria se fosse confrontado com um caso de malária? Quem é que obrigaria a dormir debaixo do mosquiteiro se só houvesse um em casa?
3	Práticas em caso de paludismo	Pode dizer-nos o que fazer perante um caso de malária? Acha que é necessário dormir debaixo de uma rede mosquiteira tratada com inseticida?

Obrigado pela vossa participação !!!!!!!

Certificados em ética na investigação

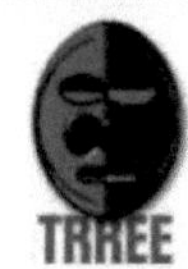

TRREE

Zertifikat Certificado

Certificat Certificate

Promouvoir les plus hauts standards éthiques dans la protection des participants à la recherche biomédicale
Promoting the highest ethical standards in the protection of biomedical research participants

Clinical Trials Centre
The University of Hong Kong

Certificat de formation - Training Certificate

Ce document atteste que - this document certifies that

Ramata yakare Traore

a complété avec succès - has successfully completed

Introduction to Research Ethics

du programme de formation TRREE en évaluation éthique de la recherche
of the TRREE training programme in research ethics evaluation

Release Date: 2020/03/12

Professeur Dominique Sprumont
Coordinateur TRREE Coordinator

APPROVED BY SIWF ISFM

Foederatio Pharmaceutica Helvetiae FPH Programmes de formation postgraduée et continue

Ce programme est soutenu par - This program is supported by

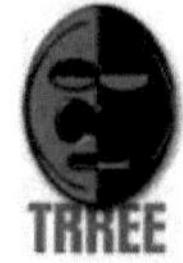

TRREE

Zertifikat Certificado

Certificat Certificate

Promouvoir les plus hauts standards éthiques dans la protection des participants à la recherche biomédicale
Promoting the highest ethical standards in the protection of biomedical research participants

Clinical Trials Centre
The University of Hong Kong

Certificat de formation - Training Certificate

Ce document atteste que - this document certifies that

Ramata yakare Traore

a complété avec succès - has successfully completed

Research Ethics Evaluation

du programme de formation TRREE en évaluation éthique de la recherche
of the TRREE training programme in research ethics evaluation

Release Date: 2020/03/12

Professeur Dominique Sprumont
Coordinateur TRREE Coordinator

APPROVED BY SIWF ISFM

Foederatio Pharmaceutica Helvetiae FPH Programmes de formation postgraduée et continue

Ce programme est soutenu par - This program is supported by

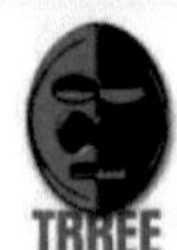

Zertifikat Certificado Certificat Certificate

Promouvoir les plus hauts standards éthiques dans la protection des participants à la recherche biomédicale
Promoting the highest ethical standards in the protection of biomedical research participants

Clinical Trials Centre
The University of Hong Kong

Certificat de formation - Training Certificate

Ce document atteste que - this document certifies that

Ramata yakare Traore

a complété avec succès - has successfully completed

Informed Consent

du programme de formation TRREE en évaluation éthique de la recherche
of the TRREE training programme in research ethics evaluation

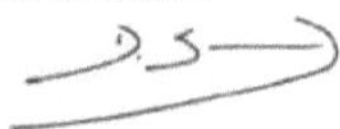

Release Date: 2020/03/16

Professeur Dominique Sprumont
Coordinateur TRREE Coordinator

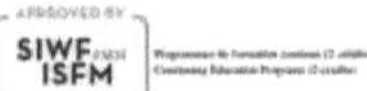

Foederatio Pharmaceutica Helvetiae **FPH** Programmes de formation postgraduée et continue

Ce programme est soutenu par - This program is supported by :

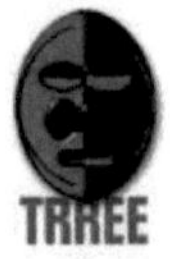

Zertifikat Certificado Certificat Certificate

Promouvoir les plus hauts standards éthiques dans la protection des participants à la recherche biomédicale
Promoting the highest ethical standards in the protection of biomedical research participants

Clinical Trials Centre
The University of Hong Kong

Certificat de formation - Training Certificate

Ce document atteste que - this document certifies that

Ramata yakare Traore

a complété avec succès - has successfully completed

Good Clinical Practice (GCP-E6(R2) 2016)

du programme de formation TRREE en évaluation éthique de la recherche
of the TRREE training programme in research ethics evaluation

Release Date: 2020/03/16

Professeur Dominique Sprumont
Coordinateur TRREE Coordinator

APPROVED BY SIWF ISFM

Foederatio Pharmaceutica Helvetiae **FPH** Programmes de formation postgraduée et continue

Ce programme est soutenu par - This program is supported by :

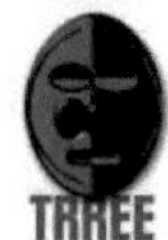

TRREE

Zertifikat Certificado
Certificat Certificate

Promouvoir les plus hauts standards éthiques dans la protection des participants à la recherche biomédicale
Promoting the highest ethical standards in the protection of biomedical research participants

Certificat de formation - Training Certificate

Ce document atteste que - this document certifies that

Clinical Trials Centre
The University of Hong Kong

Ramata yakare Traore

a complété avec succès - has successfully completed

HIV Vaccine Trials

du programme de formation TRREE en évaluation éthique de la recherche
of the TRREE training programme in research ethics evaluation

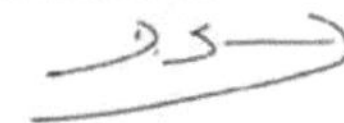

Release Date: 2020/03/16

Professeur Dominique Sprumont
Coordinateur TRREE Coordinator

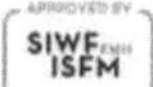

APPROVED BY
SIWF FMH
ISFM

Foederatio Pharmaceutica Helvetiae
FPH
Programmes de formation postgraduée et continue

Ce programme est soutenu par - This program is supported by :

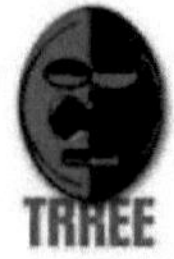

TRREE

Zertifikat Certificado
Certificat Certificate

Promouvoir les plus hauts standards éthiques dans la protection des participants à la recherche biomédicale
Promoting the highest ethical standards in the protection of biomedical research participants

Certificat de formation - Training Certificate

Ce document atteste que - this document certifies that

Clinical Trials Centre
The University of Hong Kong

Ramata yakare Traore

a complété avec succès - has successfully completed

Adolescent Involvement in HIV Prevention Trials

du programme de formation TRREE en évaluation éthique de la recherche
of the TRREE training programme in research ethics evaluation

Release Date: 2020/03/16

Professeur Dominique Sprumont
Coordinateur TRREE Coordinator

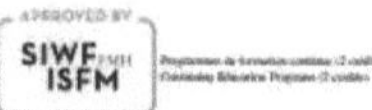

APPROVED BY
SIWF FMH
ISFM

Foederatio Pharmaceutica Helvetiae
FPH
Programmes de formation postgraduée et continue

Ce programme est soutenu par - This program is supported by :

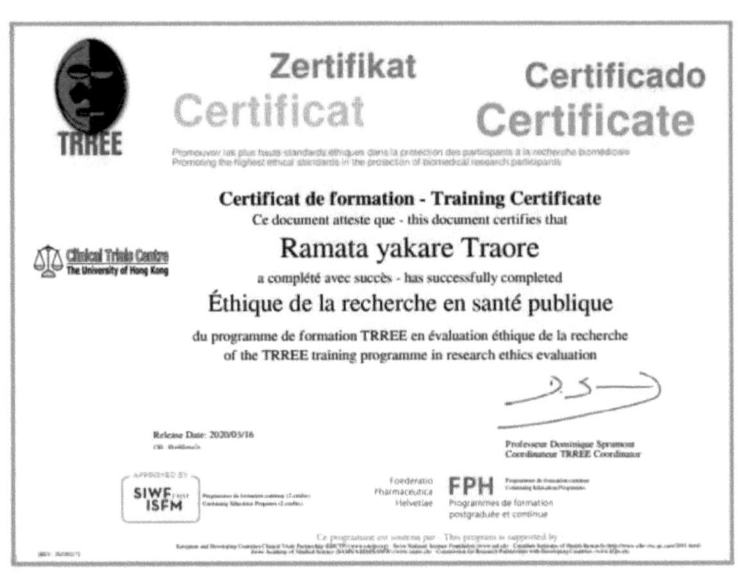

Zertifikat

Certificat

Certificado

Certificate

Certificat de formation - Training Certificate

Ce document atteste que - this document certifies that

Ramata yakare Traore

a complété avec succès - has successfully completed

Éthique de la recherche en santé publique

du programme de formation TRREE en évaluation éthique de la recherche
of the TRREE training programme in research ethics evaluation

Release Date: 2020/03/16

Professeur Dominique Sprumont
Coordinateur TRREE Coordinator

Certificado de transcrição linguística (Bamanankan)

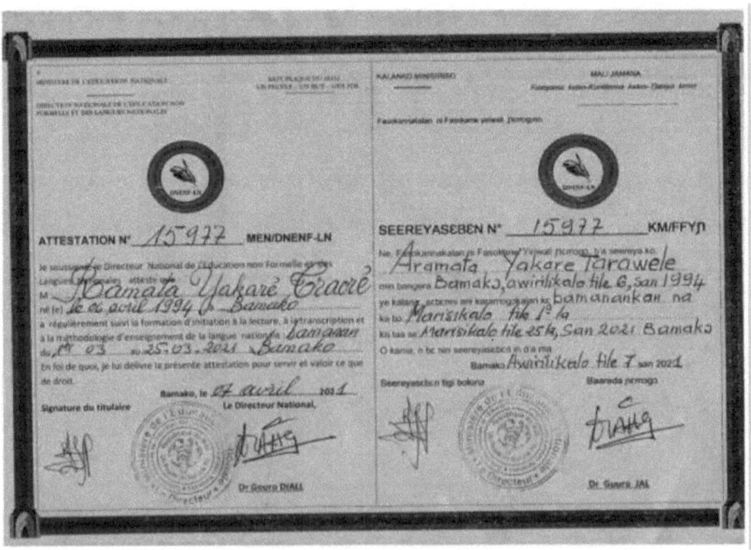

ATTESTATION N° 15977 MEN/DNENF-LN

Je soussigné, le Directeur National de l'Éducation non Formelle et des Langues Nationales, atteste que
M. Ramata Yakaré Traoré
né (e) le 06 avril 1994 à Bamako
a régulièrement suivi la formation d'initiation à la lecture, à la transcription et à la méthodologie d'enseignement de la langue nationale bamanan
du 1er 03 au 25.03.2021 Bamako
En foi de quoi, je lui délivre la présente attestation pour servir et valoir ce que de droit.

Bamako, le 07 avril 2021

Signature du titulaire

Le Directeur National,

Dr Gouro DIALL

SEEREYASEBEN N° 15977 KM/FFYŊ

Aramata Yakare Tarawele
Bamakɔ, awirilikalo tile 6, san 1994
bamanankan na
Marisikalo tile 1 la
Marisikalo tile 25 la, San 2021 Bamakɔ
O kama, n bɛ nin seereyasɛbɛn in d'a ma.
Bamakɔ Awirilikalo tile 7 san 2021

Baarada ɲɛmɔgɔ

Dr. Gouro JAL

JURAMENTO DE HIPOCRISIA

Na presença dos Mestres desta Faculdade, dos meus caros colegas estudantes,
perante a efígie de Hipócrates, prometo e juro, em nome do ser supremo, ser
fiel às leis da honra e da probidade no exercício da medicina.
Prestarei os meus cuidados gratuitamente aos necessitados e nunca exigirei um
salário
superior ao meu trabalho. Não participarei em qualquer partilha clandestina de
honorários.
Os meus olhos não verão o que se passa em casa,
a minha
língua não falará dos segredos que me foram confiados e o meu estatuto não
servirá para corromper a moral ou encorajar o crime.
corromper a moral ou encorajar o crime.
Não permitirei que considerações de religião, nação ou raça
se interponham entre o meu dever e o meu doente.
Manterei o respeito absoluto pela vida humana desde o momento da conceção.
Mesmo sob ameaça, não permitirei que os meus conhecimentos médicos sejam
usados contra as leis da humanidade.
contra as leis da humanidade.
Respeitoso e grato aos meus Mestres, devolverei aos seus filhos
a instrução que recebi dos seus pais.
Que os homens me estimem se eu for fiel às minhas promessas, e que
eu seja envergonhado e desprezado pelos meus colegas se não as cumprir.

Juro!!!

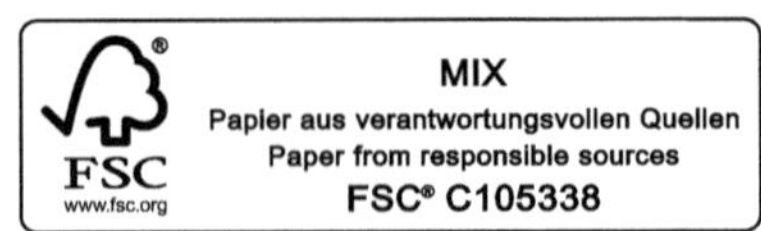

Printed by Books on Demand GmbH, Norderstedt / Germany